La sensibilisation au dépistage organisé du cancer du sein

Travail du Social

Collection dirigée par Alain Vilbrod

La collection s'adresse aux différents professionnels de l'action sociale mais aussi aux chercheurs, aux enseignants et aux étudiants souhaitant disposer d'analyses pluralistes approfondies à l'heure où les interventions se démultiplient, où les pratiques se diversifient en écho aux recompositions du travail social.

Qu'ils émanent de chercheurs ou de travailleurs sociaux relevant le défi de l'écriture, les ouvrages retenus sont rigoureux sans être abscons et bien informés sur les pratiques sans être jargonnants.

Tous prennent clairement appui sur les sciences sociales et, dépassant les clivages entre les disciplines, se veulent être de précieux outils de réflexion pour une approche renouvelée de la question sociale et, corrélativement, pour des pratiques mieux adaptées aux enjeux contemporains.

Dernières parutions

Alain VILBROD, *Travailler en étant malade. Enquête auprès de salariés du champ sanitaire et social présentéistes et de médecins du travail,* 2022.

Jean-Christophe CONTINI, *Éducation spécialisée : l'écriture de l'agir. La Fabrication du quotidien*, 2020.

Élisa FELLAY-FAVRE, *Le travail social et le recours à la fiction, La relation entre assistant.e social.e et bénéficiaire de l'aide sociale financière en Suisse*, 2019.

Fathi BEN MRAD, *Interactions communicatives en médiation. La construction d'un dialogue,* 2018.

Florence DOUGUET, Thierry FILLAUT et Juliette HONTEBEYRIE, *Intervenir en première ligne, Les professions de santé libérales face au défi de la santé de proximité*, 2016.

Charline OLIVIER, *Le travail social à l'épreuve de la rencontre*, 2016.

Christophe VERRON, *Les formateurs en travail social. Sociologie d'un groupe professionnel menacé*, 2016.

Florence TARDIF BOURGOIN, *Vers une professionnalisation du bénévolat ?*, 2014.

Edith LAPERT, *Une éducatrice raconte*, 2014.

Marc CHEVALIER, *Les disciplines artistiques au service de la formation des adultes. 33 années d'expériences pratiques (1962-1995),* 2012.

Bernadette ANGLERAUD, Lyon et ses pauvres, 2011.

Olatoyé Kotchikpa

LA SENSIBILISATION AU DÉPISTAGE ORGANISÉ DU CANCER DU SEIN

Approche ethnographique des femmes relais

Préface d'Isabelle Astier

Postface d'Emmanuel Jovelin

L'Harmattan

5-7, rue de l'École-Polytechnique ; 75005 Paris

http://www.editions-harmattan.fr

ISBN : 978-2-336-53284-4

EAN : 9782336532844

Préface

Le biopouvoir au ras du terrain.

Qu'est-ce que veut dire « explorer et détecter le cancer du sein » ? À partir de quel stade invente-t-on un mot pour explorer le corps des femmes, comme un acte de prévention, sans doute, mais avec quels effets de soumission dont on ne prend pas la mesure ? Peut-on être autonome dans ses décisions concernant sa santé ? C'est avec ces questions que Olatoyé Kotchikpa a enquêté sur les terrains de la prévention médicale et particulièrement de l'expérience du dépistage du cancer du sein.

D'où l'usage fort à propos du concept de biopolitique, cet art de gouverner les conduites au sens précis du terme avancé par Michel Foucault[1], une manière réfléchie de gouverner à partir des points éparpillés, soit une manière fine, pénétrante, habile pour *conduire la conduite* des sujets, pour piloter leurs actions et leurs réactions au plus près du corps. En effet, dans cet ouvrage, il s'agit bien d'un art de gouverner les familles, les communautés, les âmes, il s'agit bien de « conduire les conduites » en somme en profitant de l'aubaine d'un passage dans une pharmacie ou dans un centre social.

C'est dans ce processus que se tiennent les intermédiaires sociaux.

En effet, avec les femmes-relais, nous avons à faire avec une société mobile. Les intervenantes sociales vont au-devant des usager-ères par une invitation toute surprenante : le dépistage à tout prix. C'est de cette manière que se façonne la gestion des

---

[1] Michel Foucault, *Cours au Collège de France*, 10 janvier 1979.

corps exercée par les intervenantes. Calqué sur le modèle de la prévention maternelle et infantile (PMI), prenant prétexte de l'enfant à naître, d'une mère en bonne santé, d'une adaptation que toute femme « *doit* » adopter pendant la grossesse, d'une bonne gestion du corps durant ces mois, afin de prévenir tout événement indésirable. Il s'agit dans cette enquête du contrôle du corps des femmes en d'autres lieux, invoquant la nécessité de nouveaux examens préventifs comme une sorte d'imposition.

Le passage en pharmacie ou dans un centre social est le « passeur » de ce langage préventif tous azimuts. Bien que cette intervention de prévention se déploie en dehors de tout danger immédiat ou de risque réel, l'objectif de la médecine préventive étant d'éviter l'apparition de maladies et d'en prévenir la gravité, le dépistage du cancer du sein utilise les mêmes logiques de contrôle et de surveillance du corps de la femme, afin de prévenir tout risque de survenue de la maladie. Le dépistage du cancer du sein est bien un instrument de la médecine préventive, et par là un exercice du biopouvoir.

En mettant le pied dans ce gouffre entre l'espace vécu et l'espace médical, entre la femme « sans risque » et celle « à risque », l'auteur pointe un véritable point de bascule qui enchaine les opérations de dépistage sans fin, comme s'il y avait péril en la demeure. C'est dans cette proximité, au ras du terrain et des actions ordinaires de détection des cancers que s'exerce le gouvernement de proche en proche – suivant la pensée de Deleuze[2]. Car ce sont ces exercices et ces examens mêmes qui agissent sur la peur, la captivité, et finalement provoquent la dimension de l'incertitude qui pèse en permanence sur les femmes, cette espèce de doute qui fait « douter de soi ». Serions-nous toujours des malades potentiels ?

Olatoyé Kotchikpa constate une forme de territorialisation de l'action publique dans l'action des femmes-relais. Car ces

---

[2] Gilles Deleuze, *Pourparlers 1972-1990*, Paris, Minuit.

dernières s'engouffrent dans les faiblesses institutionnelles de la santé publique. Parce que l'État semble impuissant, les associations s'engagent dans des actions répondant à des besoins supposés plus spécifiques des populations. On se souvient de la longue histoire de la lutte *contre* le VIH. Elle nous a enseigné que les associations concernées s'étaient positionnées comme une force de résistance contre les pouvoirs publics qui s'inscrivaient dans une volonté de coercition des normes sociales et morales.

Ce n'est pas le cas dans la lutte contre le cancer du sein. Les associations de patientes et de lutte contre le cancer sont le « bras armé » des pouvoirs publics. Les tensions n'apparaissent que lorsqu'il est question de la dotation des moyens financiers. Ces associations sont nourries par les logiques de l'État en les adaptant au territoire.

Au final, ces intermédiaires, associations de proximité et les femmes relais sont les bras armés[3] du biopouvoir. Ces soldat.e.s sont perçues comme des régulatrices de la société dans la mesure où, leur mission d'engagement est d'accompagner les populations vers la norme sanitaire : intégrer coûte que coûte le processus de dépistage organisé (DO).

Ce faisant, l'auteur nous donne une perspective nouvelle en termes de pouvoir, d'autorité, de normes, de négociation, d'inégalité sociale et de rapport de genre dans ces espaces de dépistage à pas forcés. Une forte sociologie en somme, qui remet au centre la place des femmes avec un souci de tenir à

---

[3] Tout au long de cet ouvrage, un champ lexical à connotation guerrière est utilisé pour qualifier la lutte contre le cancer du sein ainsi que certaines actions de sensibilisations menées par les femmes relais. L'utilisation de ces termes n'a rien de farfelu, car s'inscrivant dans la logique des termes guerriers qui ont toujours été utilisés dans le cadre de la lutte contre le cancer (Sarradon-Eck, « Pour une anthropologie de l'expérience du cancer », dans P. Ben Soussan (dir), *L'ailleurs du corps*, Toulouse, Ères, 2004, p. 31-45). Olatoyé Kotchikpa les qualifie de « Petit.e.s soldat.e.s du socio-sanitaire P3s ».

distance le fonctionnement caché de la machine médico-politique.

Isabelle ASTIER
Professeure de sociologie à l'université de Picardie Jules Verne
Chercheuse au CURAPP
(Centre Universitaire de Recherche
sur l'Action Publique et la politique)

Introduction

Le cancer, aujourd'hui, est la première cause de mortalité chez les hommes et la deuxième chez les femmes en France. Il est aussi la première cause de mortalité prématurée[4] (Aïach, 2008). Dans le cadre des différentes politiques de prévention contre la maladie, les institutions cherchent à gérer les corps des différentes populations par la biopolitique afin d'éviter la survenue des pathologies chroniques. Cette gestion des corps, appelée biopouvoir (Foucault, 1974), est l'une des solutions pour éviter l'apparition des maladies.

Dans le cadre du cancer du sein, la surveillance du risque a été circonscrite autour des femmes de 50 à 74 ans, qui sont appelées à pratiquer une éducation ainsi qu'une « autosurveillance » (Ménoret, 2006). La mammographie s'est imposée « *comme la technique d'excellence de prévention du cancer du sein* » (Ménoret, 2010), et reste l'un des moyens efficaces pour détecter un cancer du sein (Boissonnat, 2004). L'objectif du dépistage par mammographie est de détecter au plus tôt, en l'absence de symptômes, des lésions susceptibles d'être cancéreuses ou d'évoluer vers un cancer. Son intérêt est d'anticiper la lourdeur des traitements et les éventuelles séquelles. Cet ouvrage traite donc de la prévention et du dépistage du cancer du sein. Devant les difficultés que rencontrent les médecins généralistes à émettre des injonctions de prévention, plusieurs pistes ont été exploitées par le plan cancer 2014-2019, le but étant d'intégrer un *hygiénisme* normatif (Bloy, 2015).

Dans l'Action 1.9 intitulée : « *améliorer l'information des populations concernées par les dépistages pour leur permettre*

---

[4] C'est-à-dire la mortalité avant 65 ans.

de faire des choix éclairés », l'Institut national du cancer (INCa)[5] préconisait :

- De mettre à la disposition de la population une information complète, précise, actualisée et accessible sur les recommandations et modalités de dépistage et sur leurs avantages et inconvénients. Développer des partenariats institutionnels ou associatifs pour faciliter la diffusion et l'appropriation de cette information.
- D'apporter un soutien aux actions régionales et territoriales d'information des populations, notamment celles ciblant des groupes de populations les plus éloignés du système de santé ou présentant des particularités linguistiques ou culturelles.

Ces préconisations, qui aujourd'hui sont toujours d'actualité, sont difficilement prises en compte du fait des « Inégalités socio-territoriales de santé (Ists) » (Breton, 2015). Pour contrer ces résistances, les différentes politiques de santé publique s'appuient sur des leviers composés en partie d'associations de proximité. Ces associations, grâce à leurs bénévoles – les femmes relais – sont en première ligne de la lutte contre les maladies chroniques. Ces femmes relais sont porteuses de savoirs et d'expériences. Elles effectuent, hors lumière, des interventions ciblées.

Les analyses de cet ouvrage sont issues de ma thèse de sociologie soutenue le 7 janvier 2021 à l'université de Picardie Jules Verne, sous la direction d'Isabelle Astier, professeure de sociologie. Cette recherche s'est circonscrite à une région située dans la moitié nord de la France [6] . Elle s'intéresse principalement au travail des femmes bénévoles qui, grâce aux associations dans lesquelles elles s'engagent, essaient de tisser

[5] L'objectif du plan cancer en 2013 était d'atteindre 65% de taux de participation au Dépistage organisé du cancer du sein (DOCS).
[6] Mon enquête de terrain a débuté avant la réforme territoriale de 2015 qui a vu la fusion des régions françaises. Après cette réforme, la région où je mène mon enquête a été fusionnée avec une autre, donnant naissance à une entité plus vaste.

des liens avec les populations de leur territoire afin d'influer sur leur participation dans le cadre du Dépistage organisé du cancer du sein (DOCS).
Pour cette recherche, deux groupes de femmes, issus de deux associations, exploitant différentes logiques d'action (Dubet, 1994) ont été privilégiés. Le premier groupe de femmes, localisé dans l'association A', est situé dans un département qu'on nommera Département A. Le deuxième groupe de femmes, localisé quant à lui dans l'association B', est situé dans un département qu'on nommera Département B. La finalité recherchée par ces deux groupes de femmes est l'orientation des populations vers le dispositif du Dépistage organisé du cancer du sein. Les interventions privilégiées par ces groupes de femmes épousent deux logiques différentes, tant dans leur méthodologie que dans leur approche. D'une part, nous avons les médiatrices socioculturelles encore appelées médiatrices santé, qu'on retrouve dans l'association B' (Département B). Ces femmes pour la plupart ont reçu une formation d'adulte relais et sont salariées. D'autre part, la deuxième logique d'intervention est celle des femmes bénévoles, engagées dans l'association A' (Département A). Ces femmes bénévoles qu'on qualifie de femmes relais, ne sont pas des professionnelles de l'intervention sociale, et ne sont pas salariées. Néanmoins, elles interviennent auprès des populations de leur territoire pour la promotion du DOCS. Nous sommes dans une stratégie de sensibilisation par les pairs.

Cet ouvrage, organisé en quatre parties, analyse à partir de données recueillies (entretiens, immersion et observations) dans les différentes associations, les stratégies mises en place par ces groupes de femmes pour (essayer de) répondre à une problématique de santé publique (le cancer du sein) dont le plan d'action a déjà été identifié : Le Dépistage Organisé (DO).

La première partie de cet ouvrage met en perspective l'idée, selon laquelle les différents débats qui gravitent autour de l'utilité ou non des dépistages (des cancers) influent sur la volonté de certaines populations à entrer dans la norme sanitaire (chapitre1). Le chapitre 2, sous l'angle du biopouvoir (Foucault,

1974) analyse la question de la gestion des corps et souligne les limites de celle-ci.
La deuxième partie (chapitre 3 et 4) analyse les différentes logiques d'action des deux groupes de femmes qui participent à la promotion du DOCS dans leur région. Elle met en perspective le transfert de compétences dévolues aux associations par les organismes gestionnaires, faisant reposer sur elles tout le poids de la sensibilisation et de la prévention à mettre en place en direction des différents publics.

La troisième partie (chapitre 5 et 6), grâce au récit de vie, met en perspective le parcours de vie des femmes relais qui s'engagent dans des associations. Il s'agit de déceler les articulations entre processus sociaux et processus psychiques, faits objectifs et faits subjectifs (Lainé, 2004, p. 112) qui ont conditionné le parcours de ces femmes relais. Cela permet de mettre en lumière les causes structurelles (extérieures à l'individu) et les causes individuelles, afin d'opérer une analyse entre déterminisme et individualisme (Hélardot, 2009). L'engagement des bénévoles dans le monde associatif étant perçu comme un don de soi (Hély, 2012). « *Certains bénévoles sont directement concernés par leur action, c'est le cas de certains malades »,* pour d'autres, c'est le besoin de se sentir utile (Ferrand-Bechmann, 2014). Cet ouvrage aura le mérite de nous éclairer davantage sur les motivations d'engagement de ces femmes bénévoles.

La dernière partie, quant à elle, interroge la reconnaissance dont peuvent faire preuve les organismes gestionnaires et la société envers ces femmes bénévoles en échange de leur engagement (chapitre 7). Le dernier chapitre (chapitre 8) critique la mise en concurrence des associations et des femmes bénévoles pour la conduite d'actions relevant de l'intérêt général, créant de ce fait ce que j'appelle « les Petit.e.s soldat.e.s du socio-sanitaire (P3s) ».

Partie I

Le cancer du sein et le biopouvoir

Le sein de la femme reste un organe central, qui peut être source de vie ou de mort. Hippocrate associait l'origine du cancer du sein à la cessation des menstrues. Il pensait que la ménopause conduisait à un engorgement des seins et à la présence de nodules qui finissaient par dégénérer en cancers (Yalom & al, 2010, p. 290). Dans la mesure où la plupart des patientes qui présentaient des stades avancés de la maladie repoussaient le plus possible leur consultation chez un médecin, les victimes du cancer du sein survivaient rarement longtemps à l'opération (Yalom & al, 2010, p. 308). Aujourd'hui, grâce aux progrès technologiques et de la médecine, beaucoup de cancers arrivent à être guéris[7]. Cependant, l'une des grandes difficultés se retrouve dans les différentes politiques de prévention qui poursuivent comme objectif la sensibilisation des différents publics à risque.

[7] Détecté tôt, le cancer du sein guérit dans 9 cas sur 10 (source Ameli.fr, site consulté le 29 janvier 2025).

Chapitre 1. Le cancer : une maladie chronique

1.1. Le cancer du sein : la connaissance de la maladie

Le cancer du sein est le cancer féminin le plus répandu. Près d'une femme sur sept sera concernée au cours de sa vie, le risque augmentant avec l'âge. Le cancer du sein non invasif (encore appelé *in situ*) est le cancer du sein le plus fréquent. Cette forme de cancer très précoce se développe à l'intérieur des canaux de lactation du sein. Diagnostiquer très tôt, il est guérissable dans plus de 98 % des cas. S'il n'est pas traité, le cancer « *in situ* », en se développant, peut devenir un cancer « infiltrant » qui se propage à l'extérieur des canaux. Ce cancer est souvent palpable et a la possibilité de se propager vers les ganglions ou vers d'autres parties du corps. Les ganglions le plus souvent atteints par les cellules du cancer du sein se trouvent sous les bras, au niveau des aisselles[8].

Les facteurs de risque recensés concernant le cancer du sein sont principalement liés à certains caractères féminins de la femme, à savoir : une grossesse tardive, un allaitement artificiel, une ménopause tardive, auxquels viennent s'ajouter d'autres facteurs comme l'alcool et l'obésité.

Les gènes BRCA1 (BReast cancer1 : gène 1 du cancer du sein) et BRCA2 (BReast Cancer 2) sont les mutations héréditaires les plus connues qui prédisposent au cancer du sein. Ils conduisent à un risque accru de cancers du sein et de l'ovaire. Les personnes porteuses de ces mutations ont un risque sur deux de la transmettre à chacun de leurs enfants (INCa). On estime qu'environ 2 femmes sur 1000 sont porteuses d'une mutation BRCA1 ou du BRCA2. Ces deux gènes participent à la réparation des lésions que l'ADN subit régulièrement. La présence de mutations dans l'un de ces deux gènes perturbe

[8] Source : INCa, Institut National du Cancer (site consulté le 31 janvier 2025).

cette fonction et fait augmenter fortement le risque de cancer à savoir :

- Un cancer du sein à un âge jeune ;
- Un cancer du sein avant la ménopause ;
- Un cancer dans les deux seins (cancer bilatéral) ;
- Un cancer de l'ovaire essentiellement à partir de 40 ans.

Ce risque varie selon le gène, et l'histoire familiale (INCa). On considère que 5 % à 10 % des cancers seraient liés à l'hérédité[9]. Les cancers héréditaires les plus recensés comprennent certaines formes de cancer du côlon, du sein, de l'ovaire, et de la prostate.

Quant au vieillissement, il joue un rôle non moins important. Même si les cancers peuvent apparaitre à tout âge, ils seraient beaucoup plus fréquents à partir de l'âge de 60 ans. Cette arrivée tardive serait due au vieillissement des cellules chez les personnes âgées.

1. 1. 1. Dépister le cancer du sein

Le dépistage est une prévention secondaire qui s'adresse à des individus qui ne sont pas malades, mais qui présentent un certain risque. Il permet de sélectionner, dans une population, des personnes susceptibles d'être affectées d'une maladie en fonction d'éventuels facteurs. C'est une action de santé publique qui permet de classer un grand nombre de personnes visiblement en bonne santé en deux catégories : celles ayant probablement la maladie et celles n'ayant probablement pas la maladie. L'objectif étant de réduire la mortalité de cette maladie dans la population soumise au dépistage.

En santé publique, il existe différents types de dépistage. Dans le cadre du dépistage du cancer du sein, deux formes existent : le dépistage organisé (DO) et le dépistage individuel (DI).

---

[9] Source : Fondation pour la recherche sur le cancer, arc (site consulté le 29 janvier 2025).

En France, le dépistage organisé (DO) du cancer du sein a été généralisé sur l'ensemble du territoire à partir de 2004, et le mois d'octobre lui est réservé. Ce programme repose sur une invitation systématique adressée à toutes les femmes âgées de 50 à 74 ans (les plus exposées au cancer du sein du fait de leur âge) à réaliser tous les deux ans une mammographie des seins[10] auprès d'un radiologue agréé. Une liste départementale de radiologues agréés est envoyée avec l'invitation à la mammographie.

Les frais liés à l'examen sont pris en charge en totalité par l'assurance maladie, sauf en cas d'examens complémentaires (échographie, autres clichés, biopsies, etc.) (HAS, 2011). Outre la prise en charge financière de ce test par l'assurance maladie, le principal avantage du dépistage organisé (DO) du cancer du sein est la deuxième lecture des clichés par un autre radiologue indépendant (Jusot & Goldzahl, 2016). En effet, un deuxième radiologue tout aussi agréé procède à une seconde lecture systématique des clichés afin d'éviter des erreurs.

L'un des éléments essentiels de la réussite du programme du DO est le taux de participation de la population cible. Pour l'Union européenne (UE), un taux de 60 % était acceptable même si l'objectif de 75 % de participation reste de mise. L'OMS quant à elle recommande un taux d'au moins 70 % afin d'influer sur la mortalité liée à cette pathologie (HAS, 2011).

Dans le Département A, sur la période 2016-2017, la ville d'action de l'association A'[11], se situe parmi les territoires

---

[10] La mammographie est une radiographie des seins. Elle permet d'obtenir des images de l'intérieur d'un sein grâce aux rayons X. Elle est pratiquée par un radiologue. Elle permet de mettre en évidence des cancers de petite taille, à un stade précoce, avant l'apparition de symptômes (INCa).

[11] La ville A, ici anonymée pour des raisons de confidentialité, constitue le premier terrain d'enquête de cet ouvrage. Implantée dans l'un des quartiers de la ville, l'association A', anonymée pour les mêmes raisons, mène principalement ses actions localement, tout en étendant son engagement à l'ensemble de la ville. Elle déploie ainsi diverses initiatives, telles que les campagnes d'Octobre Rose, la tenue de stands ou d'autres actions de sensibilisation menées en direction et/ou en collaboration avec ses partenaires.

présentant un taux de DOCS au-dessus de la moyenne départementale (56,6 %), avec près de 62% de participation.

Sur la même période (2016-2017) dans le Département B, la ville d'action de l'association B'[12] est celle qui affiche le taux de DOCS le plus faible (48,2 %) du département.

Le dépistage individuel (DI) quant à lui est une démarche individuelle, et donc n'entre pas dans le cadre du DO, qui reste collectif. Les limites du DI résident dans la variation du nombre de clichés et l'absence de deuxième lecture, ainsi que du contrôle qualité de l'examen du DI, qui ne bénéficie pas des mêmes garanties que celui du DO (HAS, 2011). La femme qui s'oriente vers ce type de dépistage avance les frais liés à l'examen.

1.1.2. Les différents débats que suscite le dépistage des cancers

Des débats agitent le monde scientifique en ce qui concerne le dépistage organisé des cancers (colorectal et sein). Qu'il soit individuel ou organisé, deux camps constitués de pro-dépistage et d'anti-dépistage se confrontent à la faveur d'études scientifiques ainsi que de leurs expériences professionnelles (Bloy et al, 2015).

La grande majorité des radiologues reste extérieure aux différentes controverses qui secouent la communauté scientifique par rapport au bien-fondé du dépistage. Les radiologues seraient restés fidèles aux discours institutionnels présentant les avantages du dépistage du cancer du sein (Jacques & Penchaud, 2011).

---

[12] La ville B, constitue le deuxième terrain d'enquête de cet ouvrage. Implantée dans l'un de ses quartiers, le champ territorial d'action de l'association B' suit les mêmes logiques de celles de l'association A'.

Des faux positifs aux faux négatifs : les ascenseurs émotionnels

L'acte de dépistage de nos jours n'est pas un acte anodin, car il instille une série d'émotions chez les populations. Ces appréhensions ont pour causes diverses raisons parmi lesquelles les «*faux positifs*» et les «*faux négatifs*». Le test du dépistage peut être positif alors que les examens complémentaires démontreront l'absence de lésions suspectes : ce type de résultat est appelé : «*faux positif*». Ces «*faux positifs*» conduisent à la réalisation d'examens supplémentaires qui réfutent le premier diagnostic. Le sujet pendant ce temps vivra dans la peur d'être malade du cancer.

Par ailleurs, le test du dépistage peut être négatif alors que la personne dépistée a déjà un cancer, ou des lésions précancéreuses. Ce type de résultat est appelé «*faux négatif*».

Le surdiagnostic

Le surdiagnostic est la détection de lésions (pré)cancéreuses, qui n'auraient pas évolué vers un cancer. Ce surdiagnostic entraîne à tort la mise en place de traitements en direction du sujet surdiagnostiqué. Le dispositif de dépistage aurait multiplié les chirurgies considérées comme inutiles (Jacques & Penchaud, 2011). L'existence de surdiagnostics et d'effets anxiogènes associés au dépistage a été mise en évidence par l'étude de Gotzsche et Olsen (2001) qui confirme une augmentation du nombre de mastectomies (inutile) de 20 %. La Haute Autorité de Santé (HAS, 2011) estime que ces effets sont liés à toute procédure de dépistage et donc ne vaudraient pas uniquement pour le dépistage des cancers. La méta-analyse que l'on doit à Gotzsche et Olsen a été réalisée entre 1960 et 1980. L'Agence Nationale d'Accréditation et d'Évaluation de la Santé (ANAES, 2002)[13], en soulignant les limites méthodologiques de Gotzsche et d'Olsen, affirme que les techniques et les traitements liés au dépistage du cancer du sein ont été améliorés

---

[13] L'ANAES n'existe plus depuis 2004, car elle a été rattachée à la Haute Autorité de Santé (HAS).

depuis le temps, et réaffirme l'intérêt d'une politique de dépistage du cancer du sein chez les femmes de 50 à 74 ans.

Les États-Unis, par l'intermédiaire du National Cancer Institute et le Centre International de Recherche sur le Cancer (CIRC) de l'OMS, ont également maintenu les recommandations de dépistage de masse chez les femmes cibles (HAS, 2011).

Les ascenseurs émotionnels liés à la technique du dépistage conduiraient les femmes à prendre avec réserve les avantages liés au dépistage du cancer du sein et donc à rejeter l'entrée dans le dispositif de celui-ci. Cela peut également expliquer en partie certains recours au DI.

Du fait d'un manque de médecins généralistes et spécialistes dans le Département B, les femmes nécessitant une surveillance à court terme sont renvoyées en examens complémentaires immédiatement. Comme le souligne le médecin directeur de la structure de gestion du dépistage des cancers du département B[14] :

> « [...] *parce qu'il y a peu de médecins donc on préfère aller au bout du diagnostic tout de suite, c'est plus compliqué de revoir la dame dans 6 mois, on ne sait pas si elle aura un rendez-vous, donc ça on le fait sur des financements propres. C'est-à-dire que nous bénéficions de subventions particulières de la ligue contre le cancer comité de* [le département A] *qui n'est pas quelque chose de reconduit à chaque fois. Donc cette relecture des ACR3 nous le faisons sur la base de*

[14] Cette structure est une association loi 1901. L'association dispose d'un conseil d'administration et d'un médecin directeur autour duquel gravite une équipe de cadres administratifs et de secrétaires administratives. Elle a été créée dans les années 90, suite au lancement expérimental d'un test départemental pour le dépistage du cancer du sein. À la fin des années 90, un avis favorable a été reçu pour la généralisation du dépistage dans le Département B. L'association dispose uniquement d'un volet de deux dépistages : Le dépistage du cancer du sein et le dépistage du cancer colorectal. Dans le Département A, nous avons une structure fonctionnant selon les mêmes modalités que la structure du département B. Elle est mandatée pour le dépistage organisé du cancer du sein et du cancer colorectal.

ce financement […] en France en moyenne dans la classification des ACR3 en mammographie, on trouve 1,5 % de cancers, dans [le département B] *on trouve 4,5 % des cancers. Donc ça, ça nous permet de faire des diagnostics 6 mois avant. Puisque quand quelqu'un a 6 mois avant quand la mammographie est classée ACR3, elle va être revue, ce n'est pas comme si le radiologue n'avait rien vu, il a vu quelque chose, mais il n'avait pas suffisamment d'éléments pour le classer le jour où il l'a vu. Donc le fait de dire à ce radiologue éventuellement vous pouvez faire cet examen complémentaire, vous pouvez faire une IRM, ou faire une biopsie tout de suite plutôt que d'attendre 6 mois, fait gagner 6 mois d'avance au diagnostic* ».

Cette déclaration du médecin peut laisser entrevoir une « chasse » au cancer, c'est-à-dire le fait de chercher coûte que coûte la maladie là où elle se cache. Au premier abord, on pourrait s'offusquer d'un surdiagnostic. Mais par rapport à une maladie comme le cancer, l'objectif est d'éviter que ne se brisent des vies et des familles. La politique de la structure de gestion du dépistage des cancers du département B, comme l'affirme le médecin directeur est la suivante : « si on peut éviter ne serait-ce qu'un cancer, évitons-le ».

« […] *si vous avez une toute petite tumeur qui progresse tout doucement, faut dire que c'est dommage ce n'est pas dangereux pour elle* [pour la femme]. *C'est très dangereux par contre si vous avez un cancer inflammatoire ou un grade trois qui explose chez une femme de 50 ans, en 4 mois elle peut passer à un stade métastatique largement avancé et ça parce qu'elle n'a pas de médecin généraliste et repartait de chez son radiologue qui lui disait allez voir votre médecin. Voilà quand vous n'avez pas de médecin vous n'allez voir personne quand en plus vous avez peur d'avoir un cancer vous allez encore plus voir personne* […] ». (Médecin directeur)

Le nombre de nouveaux cas estimés de cancer du sein en France en 2023 était de 61 214. L'âge moyen au diagnostic est de 64 ans. Près de 80% des cancers du sein se développent après 50 ans (INCa).

1.2. Les freins liés au DOCS qui impactent certaines populations

En janvier 2009, le rapport du plan cancer 2003-2007 réalisé par le Haut Conseil de la Santé Publique (HCSP) a pointé du doigt des disparités régionales en matière d'accès au dépistage organisé (DO) du cancer du sein qu'il a attribué à une série de causes :

- Une mauvaise desserte médicale[15] (notamment pour les gynécologues et les radiologues sur le territoire national, régional, voire départemental) ;
- Une fragilité du maillage sanitaire (transports mal adaptés notamment en milieu rural, statut associatif des structures de gestion et peu de mutualisation interdépartementale ou régionale) ;
- Une communication inadaptée des femmes et des professionnels de santé ;
- Les différences socioculturelles ainsi que des déterminants psychologiques de déni, de fatalité ou au choix en faveur du DI.

Toute une série de difficultés constitue des freins qui limitent l'accès au dépistage du cancer du sein à certaines femmes. Parmi ces freins se trouvent des facteurs psychologiques, culturels, intellectuels et institutionnels. Dans le cadre de cette recherche, certaines actions portées par les femmes relais de l'association A' et les médiatrices socioculturelles de l'association B' n'ont pas forcément de dénomination cancéreuse. Seules certaines actions de l'association A', ainsi

[15] Tonnellier et Vigneron (1999, p. 55) préfèrent l'utilisation de desserte médicale que densité médicale. La desserte médicale étant « la mesure de la répartition spatiale du corps médical et paramédical ».

que celles des structures départementales de dépistage des cancers sont clairement identifiées comme promouvant le DOCS. Il s'agit de lutter contre les freins psychologiques qui limitent l'adhésion des populations à ces actions de santé publique. Présenter clairement à certaines femmes des actions dont l'intitulé porterait le mot cancer les ferait « *fuir* ». Des stratégies pour contourner le mot « *cancer* » ont donc été trouvées. C'est ainsi que le médecin directeur qui intervient régulièrement auprès de l'association B' pour l'animation des ateliers santé, utilise les thématiques santé comme : l'hygiène alimentaire, les maladies chroniques afin de sensibiliser les populations contre les risques de cancer. La porte d'entrée pour la sensibilisation contre le cancer ne comporte donc pas de dénomination cancéreuse.

1.2.1. La peur et les freins culturels

Les premiers freins liés au dépistage du cancer du sein seraient la peur de la maladie et de la mort (Kalecinski & al, 2015). Une femme bénévole rencontrée dans le cadre de cette recherche[16] développe cette idée en expliquant que le principal frein lié au DOCS, avancé par les populations lors des diverses rencontres est la peur. La peur de l'inconnu après la découverte de la maladie. « [...] *Les femmes nous disent aller vers l'inconnu, qu'elles ne savent pas ce qu'il y a au bout de cet inconnu, c'est cette peur de découvrir quelque chose* [...] ». Duport et al (2008), dans l'étude Fado-sein, ont également identifié la peur comme raison avancée par les femmes qui ne se font pas dépister.

À cette peur, on peut aussi ajouter les freins culturels qui produisent d'autres peurs. Comme le souligne le médecin directeur : « [...] *il y a une dame pakistanaise qui m'a dit qu'elle a peur d'aller se faire dépister parce que si elle avait le cancer elle va se faire répudier* [...] ». Ici, on observe que l'appartenance à une communauté peut avoir comme

[16] Cette femme est l'une des responsables d'une association de lutte contre le cancer. Ses missions l'amènent à organiser et à participer à des conférences-débats afin de sensibiliser les populations au bien-fondé du DO.

conséquence le non-recours au dépistage du cancer du sein. C'est ainsi qu'il arrive, comme le souligne une médiatrice, que certaines personnes ne souhaitent pas que les membres de leur famille se fassent dépister du fait de leurs croyances. Dans ce cas, il revient aux professionnels de santé ainsi qu'aux associations d'identifier et de prendre en compte tous ces facteurs afin de communiquer avec le public. Estelle Carde (2012), en analysant les discriminations fondées sur l'origine ethnique par rapport à l'accès à la santé, fait le constat que des explications culturelles peuvent être avancées dans les difficultés d'accès aux soins. « [...] *Par exemple, le retard de l'accès aux soins de certains étrangers et/ou immigrés peut être attribué à leur interprétation différente de leurs symptômes (non perçus comme pathologiques) ou à leur recours à des thérapies non biomédicales* ». C'est en cela qu'une médiatrice soutient qu'« [...] *Il est important de travailler avec l'autre dans son histoire, dans son vécu et ne pas interpréter les problèmes des populations selon nos codes, mais plutôt selon la vision que ces populations ont des choses* [...] ».

1.2.2. Les freins « *intellectuels* » : les « *irréductibles Gauloises* » vs les populations étrangères

Ce terme d'« *irréductibles Gauloises* » a été utilisé par le médecin directeur de la structure de gestion du dépistage des cancers du département B pour qualifier une population de son territoire qui, bien qu'en ayant accès aux messages de sensibilisation, ne se fait pas dépister. Ce choix personnel et délibéré serait basé sur des discours intellectuels liés au surdiagnostic ou au surtraitement de la pathologie cancéreuse.

À cette catégorie d'« *irréductibles Gauloises* », j'oppose la population étrangère, qui cumule plusieurs handicaps. Cette population étrangère, lorsqu'elle dispose d'informations adéquates, arrive à s'inscrire dans le dispositif du DOCS, en dépit des différents freins auxquels elle peut être confrontée. D'après le médecin directeur, les « *irrésistibles Gauloises* » seraient localisées dans les territoires bourgeois de la région, notamment l'une des villes les plus bourgeoises du

Département B. Lorsqu'on regarde de près les chiffres du dépistage du cancer du sein sur ce territoire, on se rend compte qu'il affiche un faible taux de dépistage organisé du cancer du sein. Par exemple en 2008-2009, cette ville bourgeoise enregistre 43,9 % de taux de DOCS et affiche une pratique du DI la plus élevée du département, à raison de 19,8 % (ARS, janvier 2011).

En étudiant les facteurs sociaux qui impliquent la non-participation au DOCS dans quatre départements (Allier, Loire, Rhône et Val-d'Oise), Bertolotto et al (2003) ont identifié deux profils de femmes. La femme « *vulnérable* » et la femme « *maitresse de son destin* ». La femme « *vulnérable* » est une femme qui a plus de 65 ans et qui vit en milieu rural. C'est une femme qui se dépiste rarement parce que ne se sentant pas concernée (Duport & al, 2008), elle n'a pas de gynécologue, mais consulte régulièrement un généraliste qui n'est pas impliqué dans la prévention. Lorsqu'elle est entourée de sa famille, « *elle est encouragée à s'occuper de sa santé* ».

Quant à la femme « *maitresse de son destin* », elle est une citadine, âgée de moins de 60 ans et qui ne présente pas de situation de vulnérabilité. Elle a intégré le discours institutionnel sur la prévention. C'est une femme qui s'inscrit davantage dans le DI et considère que le DO est destiné aux femmes de « *condition sociale inférieure à la sienne* ». Elle fréquente un généraliste ainsi qu'un gynécologue, et est « *très exigeante et critique* » envers la médecine institutionnelle. « *Lorsqu'elle est insatisfaite des services de soins, elle les affronte, sélectionne les filières de prise en charge et négocie les conditions de leur utilisation* ».

Il existe un rapport différentiel à la pratique du dépistage du cancer du sein selon l'origine sociale (Kalecinski & al, 2015). Les femmes issues de zones défavorisées participent davantage au DO. C'est en partie la peur de la maladie et de la mort qui fait participer ces femmes issues de zones défavorisées ou de zones rurales au DO. Elles auraient intégré les avantages liés au dépistage précoce.

Les femmes qui font davantage le DI, quant à elles, sont issues de milieux favorisés, et ont en moyenne le niveau Bac +2. Les raisons mises en avant pour l'intérêt du DI par ces femmes, trouvent leur justification dans la liberté de pouvoir gérer leur santé, et donc de sortir d'un contrôle institutionnel de leur corps. Toutefois, dans les zones favorisées, deux profils de femmes coexistent, celles qui participent au DO en suivant la logique des femmes issues de zones défavorisées, et celles qui préfèrent le DI en mettant en avant leur autonomie, tant dans la liberté de choix que dans la capacité de celui-ci.

Les zones favorisées regorgent donc davantage de femmes qui se tournent autant vers le DI que vers le DO.

On peut également mettre en relation le discours des « *irréductibles Gauloises* » avec la volonté de soustraire leur corps au contrôle institutionnel. Le contrôle institutionnel du corps (de la femme) peut ainsi produire des effets pervers en ce qui concerne l'objectif du dépistage. En effet, certaines femmes peuvent décider de reprendre ce contrôle détenu par l'institution en faisant le choix de ne pas intégrer le DO (organisé par l'institution), et de préférer le DI (réaliser individuellement sur les conseils d'un médecin). Quand bien même le DI serait réalisé suite à l'orientation d'un médecin généraliste (qui reste l'instrument même du contrôle institutionnel), certaines femmes peuvent avoir l'impression de contrôler cette mainmise institutionnelle du DO en s'orientant plutôt vers le DI. En somme, trop de prévention peut produire l'effet inverse du résultat escompté.

Dans cette dernière partie de chapitre, j'expose une théorie capable d'expliquer les éventuels non-recours au DO. Ainsi, je qualifie de « théorie de la controverse collective », les conséquences des différents débats (scientifiques) démocratisés qui opposent « les experts » sur le bien-fondé d'une politique (de santé). J'estime que lorsque les querelles scientifiques[17] issues de ces controverses en viennent à être exposées au niveau national, les populations, en se basant sur ces querelles, font le choix d'adhérer ou non à l'une ou à l'autre des opinions scientifiques, au risque d'adopter des comportements qui iraient contre les objectifs poursuivis par le biopouvoir. J'en veux pour preuve deux exemples rencontrés durant cette recherche.

Tout d'abord, Pélagie[18], une femme relais de l'association A', essaie tant bien que mal de promouvoir le DOCS auprès de ses sœurs, mais le décès de leurs parents du cancer ne facilite pas cette sensibilisation. C'est ainsi qu'une de ses sœurs refuse de passer la mammographie, car selon elle : « *plus on vous soigne et plus vous êtes malades*[19] [...] *Si j'ai quelque chose, ça va faire comme maman, comme papa, comme* [le prénom du mari de sa sœur] *je n'ai pas envie* ». Ici, l'expérience de la maladie de leurs parents constitue l'élément dissuasif qui empêche cette femme d'entrer dans le processus de dépistage.

Le deuxième exemple est celui de Germaine[20], une autre femme relais de l'association A'. En effet, Germaine a eu un cancer du sein huit mois après la réalisation d'un dépistage qui n'avait révélé aucune anomalie. Elle n'évoque pas ce fait lors des actions de sensibilisation au DOCS :

> « [...] *Je ne me suis jamais amusé à raconter j'ai fait un dépistage, je n'avais rien et 8 mois après j'avais un cancer, je ne l'ai jamais dit à personne* [...]. *J'avais l'impression que les gens diraient beh ça ne sert à rien*

[17] Les populations peuvent mettre en perspective de différentes querelles scientifiques, les expériences du *surdiagnostic* ou de *faux positifs* de leurs groupes sociaux. En l'occurrence, cela peut renforcer ou infléchir leur volonté de réaliser ou non un dépistage.

[18] Voir chapitre 6.

[19] Cette affirmation que l'on entend souvent, surtout dans le cas des maladies chroniques comme le cancer, est le fait des personnes qui s'opposent au dépistage. Malheureusement dans la sphère médico-sociale, ce sont ces discours qui sont davantage portés à la connaissance du grand public.

[20] Voir chapitre 5.

de faire le dépistage, puisqu'il n'y avait rien il y a 6 mois [...] *donc je ne l'ai jamais dit, cette histoire-là, je ne l'ai jamais dit à personne* [...] ».

Germaine aurait donc anticipé l'un des effets de la théorie de la controverse collective, et aurait instauré une forme d'autocensure. Elle qualifie cela d'indispensable à une bonne sensibilisation au risque de ne pas convaincre les populations qu'elle rencontre durant les actions de promotion du DOCS.

Chapitre 2. Le biopouvoir comme instrument politique de gestion de la maladie cancéreuse

2.1. Le contrôle institutionnel du corps de la femme

2.1.1. Le biopouvoir et la gestion des corps

La notion de biopouvoir qu'on doit à Foucault (1974)[21] est une discipline des corps et une régularisation des populations. La discipline, selon Foucault, est « *une technique politique des corps* », « *c'est la première accommodation des technologies du pouvoir sur le corps individuel* » (Chebili, 2009). Autrement dit, le pouvoir (du souverain/de l'État) investit le corps et déploie toute une série de techniques (techniques de dressage, pédagogie corporelle) pour soumettre le corps des sujets et le rendre docile (Gros, 1996). Ici, le pouvoir n'a plus vocation à donner la mort, mais à maintenir la vie.

Ce sont toutes ces techniques de « *soumission* » qui constituent ce que Foucault nomme la « *bio-politique* » (Genel, 2004). La bio-politique agit à travers les mécanismes d'assistance et d'assurance qui influent sur « *la naissance, la mort, et les maladies* ». Le biopouvoir serait donc l'attribut d'un souverain (d'un État) qui s'active par la bio-politique. Il conduit à « *une médicalisation et à une normalisation croissante de la vie individuelle et collective* » (Dozon, Fassin, 2001, p. 346). Il s'agit d'un processus diligenté par l'État (l'instaurateur de la norme sanitaire), extérieur à l'individu, et qui vient s'imposer à celui-ci, ainsi qu'à la masse collective. C'est la capacité qu'a l'État de protéger les individus contre les risques de la vie, de sanctionner les délits et les crimes et de contribuer au développement des droits et responsabilités individuels.

---

[21] Michel Foucault, *Cours au Collège de France*, 10 janvier 1979.

Dans le cadre de la bio-politique, « *La santé publique s'est imposée dans la modernité comme institution mandatée par l'État pour créer, gérer et évaluer les programmes de prévention, de protection et de promotion de la santé* » (Massé, 2007). Pour arriver à ses fins, des institutions [organismes gestionnaires] ont été créées afin de servir de leviers d'action politique. Leurs missions sont d'influer les comportements des populations grâce à la santé publique. Celle-ci énonce trois ambitions :

- « Maitriser les risques » grâce à toute une série de préventions ;
- « Organiser le système de santé publique » à travers une offre de soin adaptée ainsi que « la prise en charge socialisée des dépenses de santé » ;
- « Façonner un homme nouveau » à travers la bio-politique (Morelle & Tabuteau, 2017).

La santé serait ainsi devenue une valeur morale qui autorise la société à dire le bien et le mal et à faire leçon aux récalcitrants (Morelle & Tabuteau, p. 97) en usant du biopouvoir. Pour Isabelle Astier (2007) « *inscrire des individus dans des structures stables suppose que l'incorporation de la norme se fasse sans discuter* ». C'est ce qu'elle appelle « la société disciplinaire ». La morale de l'État lui confère les prérogatives d'assurer « *l'homogénéité du corps social, des groupes qui le constituent et des individus qui appartiennent à ces groupes* » (Astier, 2007).

2.1.2. Contenir les risques coûte que coûte

La question du « *bon usage du corps des femmes* » (Favier, 2014) a toujours fait parler les passions tant sur le plan politique (Le Breton, 2013) que religieux (Pereira & Ibrahim, 2012 ; Heinen & Portet, 2012). Par exemple, la gestion du corps des femmes par l'axe de la prévention maternelle est un contrôle institutionnel du corps de la femme par rapport au fait d'avoir un « *enfant normal* » (Quéniart, 1989). Il s'agit de comportements jugés adéquats, que toute femme « *doit* » adopter pendant la maternité et qui se font en dehors de tout danger immédiat ou risque réel. L'objectif ici comme le rappelle Quéniart est de gérer le corps de la femme durant les premiers mois de grossesse afin de prévenir tout événement indésirable comme la maladie, ou des anomalies [terme emprunté par Quéniart à Castel (1983)]. L'objectif « *de la médecine préventive étant d'éviter l'apparition ou de réduire le nombre et la gravité des maladies* » (Lecorps & Paturet, p. 60), le dépistage au cancer du sein utilise les mêmes logiques de contrôle, et de surveillance du corps de la femme à l'instar de la maternité, pour prévenir tout risque de survenue du cancer.

Le risque est la probabilité de survenue d'un fait ou d'un danger (Lecorps & Paturet, 1999, p. 29). Les discours de prévention du risque en France sont toujours conçus à partir de problématiques de risque individuel (Ménoret, 2006). Dans le cadre du cancer, depuis la mise en place des différentes politiques de lutte contre cette pathologie, l'American Cancer Society, ainsi que la Ligue nationale contre le cancer ont toujours milité pour la détection précoce des cancers. Il s'agit d'anticiper le risque. La décision de dépister ou non est en partie déterminée par l'appréciation au niveau individuel et/ou collectif de la balance bénéfice/risque associée à la procédure. En ce qui concerne le cancer du sein, cette décision a été prise sur la base de l'évolution attendue des taux de mortalité par cancer du sein associé au dépistage par mammographie (HAS, 2011). Toutes les femmes deviennent des sujets de l'appareil de surveillance et de détection du cancer du sein, tout en participant de manière plus ou moins active à ce mouvement global (Ménoret, 2006). À la fin des années 30, le système de santé américain a développé une technique de surveillance clinique des femmes fondée sur un examen visuel de leurs seins ainsi que sur la palpation de nodules éventuellement suspects. Au début des années 70, les pratiques de dépistage ont été orientées vers des populations asymptomatiques, considérées comme à risque du fait de leur âge (Ménoret 2006). La bio-politique en plaçant le corps au centre de ses préoccupations, transforme le sens donné au fait d'être malade du cancer. La médecine en vient à s'occuper non seulement des malades, mais également des bien portants, développant ainsi un discours probabiliste du risque de cancer (Raveneau, 2019).

En se référant à l'historien Ernst H. Kantorowicz (1957)[22] Gilles Raveneau définit le corps contrôlé par la médecine : « *Chaque personne à laquelle on annonce qu'elle est atteinte du cancer a, comme le roi, deux corps : un corps vécu, singulier et sensible, celui d'un sujet souffrant ; et un corps vivant, abstrait, général, pris en charge par le savoir et les technologies biomédicales. Le corps vécu est soigné, ménagé, protégé. Le corps vivant est instrumentalisé. Il s'agit bien de deux corps différents et même largement déconnectés* ».

Cette affirmation de Gilles Raveneau dans le cadre du DOCS peut être analysée sous un paradigme psychologique.

Je soutiens ici, comme Raveneau, que chaque individu à deux corps : celui vivant vécu, et celui hypothétiquement malade qui reste la possession de la médecine. À la différence de Raveneau, les deux corps que je distingue ne sont pas déconnectés, en ce sens que le corps hypothétiquement malade est le prolongement de celui vivant. Dans le cadre du DOCS, l'individu se projette ainsi dans son corps hypothétiquement malade pour prendre la décision d'entrer ou non dans un processus de dépistage dans l'espoir de faire de son corps hypothétiquement malade un corps sain[23]. L'un est donc le prolongement potentiel de l'autre[24].

---

[22] Ernst Kantorowicz dans son ouvrage *les deux corps du roi*, postule que le roi possède deux corps, l'un terrestre et mortel et l'autre immortel qui représente la nation.

[23] L'individu peut avoir d'autres pathologies qu'il peut relier à ce corps hypothétiquement malade.

[24] Ce prolongement vaut également dans le sens inverse. L'individu qui devient malade vivra avec son corps malade, qui était une projection devenue réalité. Il pourra à nouveau se projeter dans son corps sain initial, dans l'espoir d'en faire (une fois de plus) son nouveau corps. C'est ce processus qui déterminera si l'individu fera le choix d'entrer ou non dans un parcours sanitaire afin de guérir de la maladie.

La Loi du 13 août 2004 relative aux libertés et aux responsabilités locales (re)centralise l'organisation du dépistage du cancer du sein qui est confiée à l'État. Cette (re)centralisation est entrée en vigueur en 2006 (HAS, 2011) et marque ainsi le pas d'un accroissement de contrôle par un biopouvoir qui se renouvèle en s'éloignant des « incitations » pour se tourner davantage vers des « recommandations ».

Loin de faire consensus, le biopouvoir pose des problèmes idéologiques en ce sens qu'il concernerait davantage les populations vulnérables et les pauvres que Nicolas Poirier (2006) nomme les « laissés-pour-compte », et moins les populations disposant d'un certain pouvoir (économique, culturel)[25]. La finalité du biopouvoir est de créer des corps dociles.

2.2. Les limites de la santé publique et le rôle de régulation des associations

2.2.1. Les inégalités sociales et territoriales de santé

L'hétérogénéité intrinsèque de la société implique une adaptation des actions publiques de santé (Affeltranger & al, 2018). De ce fait, l'existence des Inégalités sociales et territoriales de santé (Ists) traduit l'échec des différentes politiques à appréhender ces hétérogénéités. La santé publique française ne déroge pas à ce principe. Les campagnes médiatiques de santé publique ont toujours fait de l'individu le seul responsable de son état de santé (Raveneau, 2019) alors que, si tant est que le biopouvoir ne soit pas une façade méthodologique paradigmatique, la raison voudrait que cette responsabilité incombe au souverain, et dans le cas d'espèce à l'État.

Dans le cadre du cancer, les chiffres montrent, lorsqu'on les détaille, que la pathologie touche parfois des publics caractérisables par leurs appartenances sociales et culturelles

[25] En somme, une certaine classe de la population (moyenne, supérieure)

(Bataille, 2008). Ces publics dans la grande majorité des cas sont localisés dans les quartiers prioritaires de la ville (QPV)[26], qui sont donc particulièrement marqués par les inégalités sociales de santé (Allory et al, 2017). Les associations A' et B' se situent dans des quartiers QPV de leur ville d'appartenance.

La ville A est une ville de plus de 100 000 habitants. Sa structure sociale est hétérogène, avec une coexistence de populations ouvrières et de catégories socioprofessionnelles supérieures.

La ville B quant à elle est une ville de moins de 40 000 habitants. Elle était dotée historiquement d'une structure sociale à dominante ouvrière. Actuellement, elle dispose d'une présence de catégories socioprofessionnelles intermédiaires, ainsi que d'une proportion significative de population sans activité professionnelle.

Ma région d'enquête présente une surmortalité importante par cancer du sein, de 25% par rapport à la moyenne de la France métropolitaine, avec plus de 1 260 décès par an (Agence Régionale de Santé). Sur la période 2018-2019, le taux de participation était inférieur à 50%. Les taux de dépistage de ses départements étaient assez éloignés du taux de référence de 70 %, préconisé dans les différents plans cancer.

La France accuse une des plus fortes différences de mortalité par cancer selon les catégories sociales (Barbier & Farrachi, 2004, p. 7). Ce fait est la conséquence même des Ists. Le *Black Report* (rapport Black), paru en Angleterre en 1980, fut l'un des premiers rapports à révéler que la position d'un individu dans la structure sociale est étroitement associée à son état de santé. Le gradient de santé sert à décrire le phénomène par lequel ceux qui sont au sommet de la pyramide sociale jouissent d'une meilleure santé que ceux qui sont directement au-dessous d'eux,

---

[26] Jusqu'en 2014 c'était le terme de Zone Urbaine Sensible (ZUS) qui prévalait. Les ZUS ont été supprimées et remplacées par les Quartiers prioritaires de la politique de la Ville (QPV).

et qui eux-mêmes sont en meilleure santé que ceux qui sont juste en dessous et ainsi de suite jusqu'aux plus bas échelons.

La revue *Insee Première*, dans son numéro 1687 de février 2018, révèle que l'espérance de vie des Français est impactée par leur niveau de vie. Plus on est riche, et plus cela impacte sur la qualité de la vie. Les Français ayant un niveau de vie élevé ont davantage accès aux soins ainsi qu'aux différentes stratégies de prévention. La première cause d'inégalités sociales de santé est le non-recours aux soins. Ce non-recours aux soins crée des exclusions qui trouvent davantage leur ordinaire du côté des ouvriers et des chômeurs que de celui des cadres. On constate en France, comme dans la plupart des pays d'Europe, des inégalités sociales de recours aux soins. Ces différences sont d'autant plus fortes pour les recours aux soins de spécialistes et le recours aux soins préventifs.

L'enquête ESPS 2006 [27] révèle que l'obtention d'une complémentaire santé varie selon le niveau de revenu. Il en ressort que, plus les ménages disposent de revenu, plus la part consacrée à l'obtention d'une complémentaire est faible et moins les ménages disposent de revenu, plus grande est la part consacrée à l'achat de complémentaire santé.

---

[27] Depuis 1988, l'Enquête Santé Protection Sociale (ESPS) interroge les personnes résidant en France sur leur état de santé, leur recours aux services de santé et leur couverture santé. Par sa fréquence, l'étendue de ses questionnements et sa dimension longitudinale, elle participe à l'évaluation des politiques de santé, au suivi des problèmes de santé publique en population générale et sert de support à la recherche en économie de la santé et en sciences sociales. La spécificité d'ESPS est de se fonder sur une base de sondage unique, constituée d'un échantillon d'assurés de l'Assurance maladie. Ce dispositif rend possible notamment l'appariement des données de l'enquête avec celles issues des fichiers de prestations des caisses d'Assurance maladie, permettant une connaissance des consommations de soins, en volume et en dépense, avec un grand degré de finesse. Le mode d'échantillonnage garantit une représentativité constante de l'échantillon au cours du temps, qui reste représentatif de la population française métropolitaine. Il permet donc de réaliser des photographies régulières de la santé, de l'accès aux soins et de la complémentaire, mais aussi de suivre des parcours individuels ».
http://www.irdes.fr/Publications/Qes/Qes132.pdf (site consulté le 12 aout 2024).

En dépit d'un effort financier important, les ménages les plus pauvres représentent la population pour laquelle l'accès à la complémentaire santé est le plus difficile. L'absence de couverture complémentaire dépend essentiellement du niveau de revenu et du milieu social. Notons également que ce sont ces ménages les plus pauvres qui cumulent le plus de difficultés, et donc le plus d'inégalités. L'absence de couverture complémentaire est un facteur important du renoncement aux soins pour des raisons financières qui concerne, en 2006, 14 % de la population. Il ressort ainsi que les ressources socio-économiques impactent largement l'inégal recours aux soins (Meidani & Alessandrin, 2019).

Pour Hernan San Martin (1987), on ne peut lutter véritablement contre la réduction des risques, sans une participation active des populations concernées, et sans une éducation pour la santé de ces populations. À y voir de près, la bio-politique serait en fait ce que j'appelle : une « bio-homopolitique» qui se suffit à elle-même grâce à un empowerment adhérant.

J'appelle bio-homopolitique le fait d'un individu qui décide d'acquérir du pouvoir (qui peut être des comportements de santé ou des connaissances, etc.) afin de mettre ses comportements en « adéquation » ou non avec les normes décidées par le biopouvoir. La société occidentale promouvant davantage les libertés individuelles, l'individu peut décider unilatéralement d'adhérer ou non à une politique de prévention (de santé) au nom de sa liberté individuelle. Cependant, la face cachée de ce refus peut revêtir plusieurs raisons (inavouées) comme la peur, la douleur, la mort, ou tout simplement le manque d'informations objectives.

Quant à l'empowerment adhérant, il suppose une démarche volontaire des populations. En aucun cas, Il ne doit être imposé pour la mise en place des différentes politiques, qu'elles soient sociales ou sanitaires. Il s'agit donc d'un empowerment suscité, impulsé au sein des populations. Cette bio-homopolitique détient en son sein ce qu'Isabelle Astier (2007) appelle la culture de l'individualité. Cette culture demande que l'individu soit actif et veuille expressément s'insérer dans une dynamique.

Il s'agit de mettre à disposition de différentes populations, les informations objectives, nécessaires à une prise de conscience (effective) des risques encourus par rapport aux comportements adoptés.

Le biopouvoir dans ce cas, certes, serait une discipline des corps, mais une discipline des corps basée sur une auto-adhésion. Il s'agira ainsi de permettre à tout individu d'entrer dans une bio-homopolitique, et donc de s'appliquer un biopouvoir. La prévention dans ce cas, tiendrait davantage d'une exigence personnelle, et non d'une exigence étatique au risque d'être synonyme d'un hygiénisme, et rencontrer des résistances intellectuelles et sociales. Comment mettre en place cette bio-homopolitique ? Comment accompagner les populations à accéder aux informations objectives qui pourront impulser chez elles des adhésions aux différentes politiques de prévention et de sensibilisation ?

2.1.2. La place des associations dans l'initiation et la mise en place de politiques publiques

Les groupes caritatifs et les mouvements philanthropiques se sont toujours préoccupés, bien avant l'État, de la prise en charge des « *catégories de personnes visées par les lois d'assistance* » (Lafore, 2014). Dans le champ de la santé publique, que ce soit dans le cadre de la lutte contre le sida (Epstein, 1996 ; Thiaudière, 1994) ou du cancer (Peterson & Markle, 1981 ; Pinell, 1992 ; Beaussier, 2016), des associations de patients ont toujours joué un rôle dans l'initiation, l'organisation et la gestion des politiques (publiques) en direction des malades. Ces associations, la plupart du temps, constituent les « *parapouvoirs de la santé* » (Beaussier, 2016), c'est-à-dire une forme de pouvoir adjoint au pouvoir étatique. Ces « parapouvoirs » jouent un rôle de médiation entre les populations en direction desquelles les actions sont conduites, et les institutions qui identifient les stratégies. La place de ces

« parapouvoirs » dans l'architecture des politiques publiques, leur permet de revêtir la plupart du temps la casquette d'opérateur d'État.

Les associations, du fait de leur double casquette de médiateur et d'opérateur, doivent opérer des équilibres, pour d'une part exprimer les demandes des populations, et d'autre part, pour leur survie, « *s'intégrer dans le cadre défini par la puissance publique* ». La décentralisation administrative engagée dès les années 1980 a complexifié les rapports entre les associations et les pouvoirs publics (Lafore, 2010) : « *Les relations entre associations et pouvoirs publics sont historiquement marquées, en France, par une longue tradition de suspicion et de méfiance réciproques, les pouvoirs publics craignant que des groupements intermédiaires s'immiscent dans les relations entre l'individu et l'État, en privilégiant les intérêts catégoriels à l'intérêt général, ou bien dans les relations entre l'individu et le marché, en entravant le libre jeu du marché. De leur côté, les associations, groupements organisés de citoyens, ont toujours développé une résistance à l'emprise de l'État. Aujourd'hui, elles ne redoutent plus la répression politique, mais plutôt l'instrumentalisation par des autorités publiques qui limiterait leur indépendance, et un désengagement financier qui limiterait leurs possibilités d'action* » (Demoustier, 2005).

Les équilibres opérés par les associations ont connu un bouleversement, notamment avec la loi 2002-2 du 2 janvier 2002 rénovant l'action sociale et médico-sociale, qui engage *le new public management,* et avec la loi HPST du 21 juillet 2009, qui fait peser sur les associations des contraintes budgétaires qui résultent du management (gestionnaire) mis en place. « Cette hypertrophie des fonctions managériales [se fait] au détriment des autres dimensions de la vie associative » (Lafore, 2010). « *Dans la nouvelle logique, on cherche un opérateur, quelle que soit sa nature juridique, pour remplir des fonctions (des « projets »). Pour les associations d'action sociale, cette mutation comporte deux conséquences dommageables : celle de devoir répondre à des demandes provenant des autorités publiques plutôt que de continuer à être des acteurs façonnant la demande sociale, et celle de voir leur substance propre d'instance de médiation se dissoudre dans un espace occupé par la seule place d'opérateur* ».

2.1.3. Les organismes gestionnaires comme organismes de tutelle

Dans le cadre de la prévention et de l'éducation pour la santé, l'État a mis en place toute une série de structures tel l'Institut national de prévention et d'éducation pour la santé (INPES) au niveau national avec des déclinaisons au niveau régional (les IREPS) pour influer sur la gestion des corps des populations pour l'intégration des normes sanitaires. Ces structures sanitaires viennent en support aux petites associations de proximité pour la mise en place des différents projets de santé publique. La création des ARS s'est accompagnée d'un transfert de compétences à des associations qui se chargent concrètement de la mise en place des différentes politiques de prévention. C'est le cas de la sensibilisation au DOCS. Ce sont de petites associations de proximité qui vont au contact des populations les plus précaires et les plus éloignées. Cette réalité ne fait que positionner les structures étatiques en organismes gestionnaires des politiques publiques (de santé).

C'est parce qu'il y a une faiblesse institutionnelle, politique et culturelle de la santé publique (Dozon & Fassin, 2001, p. 58) que des associations s'autosaisissent de problématiques afin de répondre à des besoins plus spécifiques auxquels l'État semble impuissant. Dans l'historique de la lutte contre le sida, les associations s'étaient positionnées comme une force de résistance contre les pouvoirs publics qui s'inscrivaient dans une volonté de coercition des normes sociales et morales (Moreau, 2005), ce qui n'est pas le cas dans la lutte contre le cancer du sein. Ici, les associations de patients et de lutte contre le cancer sont le bras armé des pouvoirs publics, en ce sens qu'elles sont en phase avec la puissance publique. Les tensions n'apparaissent que lorsqu'il est question de la dotation des moyens financiers. Ces associations sont donc nourries par les logiques de l'État.

Il ressort que le biopouvoir et la bio-politique, afin de répondre à la faiblesse du système (la santé publique française) s'appuient sur des intermédiaires pour la discipline des corps. Ces intermédiaires que sont les associations de proximité et les femmes relais sont ce que je qualifie de Petit.e.s soldat.e.s du socio-sanitaire (P3s)[28]. Ce sont les bras armés[29] du biopouvoir. Ces soldat.e.s sont perçues comme des régulatrices[30] de la société dans la mesure où, leur mission d'engagement est d'accompagner les populations vers la norme sanitaire : intégrer le processus de dépistage organisé (DO).

---

[28] Voir chapitre 8.

[29] Tout au long de cet ouvrage, un champ lexical à connotation guerrière est utilisé pour qualifier la lutte contre le cancer du sein ainsi que certaines actions de sensibilisations menées par les femmes relais. L'utilisation de ces termes n'a rien de farfelu, car s'inscrivant dans la logique des termes guerriers qui ont toujours été utilisés dans le cadre de la lutte contre le cancer (Sarradon-Eck, 2004).

[30] Toutes les personnes qui ont servi de point d'observation pour la théorisation du concept de Petite.es Soldat.e.s du socio-sanitaire (P3s) sont des femmes. J'ai fait le choix d'introduire le « **e** » féminin à l'appellation [petit(**e**)s soldat(**e**)s] pour rendre à la gent féminine, ce qui lui revient de droit quand bien même « **soldate** » serait un terme familier peu usité. On dit souvent « une femme **soldat** », Le Robert, *Dictionnaire Pratique de la Langue Française*, Éditions France Loisirs, décembre, 2006.

Partie II

Les femmes relais au plus près des populations pour contrer les Ists

Chapitre 3. Les femmes relais : les nouveaux instruments d'actions publiques

Ce chapitre analyse la manière dont l'État et les collectivités territoriales, pour répondre à la difficulté d'intégration des structures sanitaires par les populations immigrées et celles à faibles capitaux socio-économiques, délèguent aux femmes relais par le biais des associations, des missions d'intérêt général dans le cadre de la promotion du DOCS. Une analyse des logiques d'actions mobilisées par les associations A' et B', a révélé un objectif commun recherché par ces associations. Il s'agit de l'empowerment des populations les plus éloignées des messages de santé.

3.1. Le dispositif des femmes relais en France

3.1.1. Les Femmes relais en France : une nécessité dans le champ social

Dans les années 80, les assistants de services sociaux ont fait face à des difficultés d'accompagnement et de mise en place d'actions publiques auprès de populations d'immigrés, du fait des différences culturelles existantes avec cette dernière. Pour répondre à ces difficultés, il fallait trouver des acteurs, capables de créer une relation avec les différents publics. Ainsi émergent des activités de médiation sociale et culturelle dans les quartiers dits en difficulté. Des femmes, pour la plupart issues de l'immigration ont voulu apporter une aide aux familles d'origine étrangère, en les rapprochant des institutions (services sociaux, services de santé, justice, etc.) (Cohen-Emerique, 1997). Ainsi nait une forme de médiation sociale. Lors des actes du séminaire du social qui s'est tenu à Créteil en septembre 2000, une définition de la médiation sociale a été retenue : « *La médiation sociale est un processus de création et de réparation du lien social et de règlement des conflits de la vie quotidienne, dans lequel un tiers impartial et indépendant tente, à travers l'organisation d'échanges entre les personnes ou les institutions, de les aider à améliorer une relation ou de régler un conflit qui les oppose* » (Wennerström & al, 2001).

Dans cette définition, les termes de « réparation » et de « règlement » ont toute leur importance. Il s'agirait donc de réparer, voire de régler une forme d'injustice sociale qui au premier abord, semble être subie et non imposée aux personnes, qui de par leur (pré)disposition, se retrouvent socialement exclues de l'accès aux droits.

Les femmes médiatrices ont plusieurs appellations (Profession Banlieue, 2001)[31]. Elles sont qualifiées de femmes relais, de médiatrices socioculturelles, d'agents de développement social ou encore d'agents de promotion de la vie sociale. Malgré les différentes appellations usitées pour qualifier ce travail de médiation sociale, je voudrais apporter une distinction non moins importante entre adultes relais (médiatrice socio-culturelle) et femme relais. L'adulte relais c'est celui qui a reçu une formation professionnelle qui s'adjoint aux savoirs expérientiels, alors que les femmes relais sont ces femmes qui pour la grande majorité, n'ont pas reçu une formation professionnalisante, et qui s'appuie uniquement sur leurs savoirs expérientiels. Un adulte relais (lorsqu'il s'agit d'une femme) peut également être considéré comme une femme

---

[31] Profession Banlieue est un centre de ressources politique de la ville destiné aux professionnels de la Seine-Saint-Denis. La structure a été créée en novembre 1993 suite aux travaux préparatoires à l'élaboration des contrats de ville de Seine-Saint-Denis du XIe plan (1994-1999). Ces études mettaient en évidence le besoin d'un lieu d'échange, de rencontre, de confrontation, de qualification pour les professionnels.

relais, alors qu'une femme relais n'est pas forcément un adulte relais[32].

Les femmes-relais ne disposent donc pas d'un statut clair et défini. Elles sont souvent sur des emplois aidés et donc très précaires voire bénévoles. Le référentiel établi par Profession Banlieue et ses partenaires, présente les missions des femmes-relais (Dugué & Maurel, 2001) : être l'interface entre les institutions, les organismes sociaux et les usagers ; favoriser la reconnaissance des droits des usagers et permettre aux populations de connaître les exigences et les contraintes des institutions. Le travail de ces femmes relais favorise donc le dialogue entre les cultures tout en prévenant l'exclusion sociale. La principale caractéristique des femmes relais reste le partage de culture avec les populations qui relèvent de leur territoire. Ce partage de culture permet aux femmes relais de créer le lien avec les populations en question étant donné qu'elles partagent les mêmes codes sociaux et institutionnels.

On dénombrerait dans les années 2000 près d'un millier d'intervenantes avec près de trois cents associations ayant recours à leur service en France (Plantet, 2000). Les femmes relais sont ainsi devenues les leviers d'action des institutions pour la mise en place de politiques publiques.

3.1.2. Les pratiques de femmes relais appliquées au champ sanitaire

En France, dans les années 2000, on assiste à une augmentation du dispositif de femmes-relais transféré au secteur sanitaire. Les politiques nationales et/ou régionales se sont approprié ces nouveaux métiers du social afin de mettre en place des actions pour lutter contre les maladies chroniques. Nous entrons de ce

---

[32] Ici, on parle de femmes relais au sens générique du terme dans le sens où les femmes relais, lorsqu'elles servent d'instrument pour la mise en place d'actions publiques par le biais de structures, reçoivent, la plupart du temps, des formations dans ce cadre-là. Cela n'en fait pas pour autant des adultes relais qui eux, disposent d'une formation professionnelle et d'un statut bien défini.

fait dans une nouvelle logique, celle qui consiste à utiliser des leviers au plus près de la population afin d'infléchir les comportements en termes de prévention et d'éducation pour la santé. Les femmes relais ont commencé à être malgré elles, les instruments des politiques (Rappaport & Hassan, 2005). Elles interviennent à l'hôpital afin d'opérer des médiations et d'être le support instrumental des médecins pour les populations qui n'ont pas encore intégré les codes socio-médicaux de la France.

Dans le champ sanitaire, l'expertise des femmes relais a été utilisée dans le cadre du suivi des patients atteints de VIH. C'est ainsi que le programme « *mères nourricières* » à l'hôpital d'Avicenne a vu la titularisation de 45 femmes en tant que « *technicienne médiation service* » (Vulbeau, 2012). Ce programme a pris comme terrain d'expérience l'hôpital d'Avicenne en 2001. L'objectif était d'entreprendre une médiation entre les patients atteints de VIH, originaires d'Afrique subsaharienne et l'équipe soignante de l'hôpital. Ces patients étrangers, ne partageant pas les mêmes cultures socio-médicales avec la France, se sont retrouvés dans des situations inconfortables qui peuvent poser un problème de prise en charge médicale. Pour y remédier, l'équipe médicale a donc fait appel aux femmes relais de Pantin qui, la plupart, sont originaires du Maghreb ou de l'Afrique subsaharienne. Comme il est de coutume dans la culture de ces patients étrangers hospitalisés, les femmes relais, dans un premier temps, leur ont apporté de la nourriture à l'hôpital, puis avec l'accord de l'équipe soignante ont commencé à cuisiner sur place, et ce, en coordination avec les diététiciens de l'hôpital, afin de respecter les directives d'hygiène alimentaire en vigueur dans les hôpitaux. Cette intervention des femmes relais dans les hôpitaux a été un succès, car leur médiation intra-hospitalière a présenté plusieurs avantages. D'une part, elle a contribué à aider les soignants dans leurs tâches (prise en charge et aide aux soins des patients), et d'autre part, elle a accompagné les patients étrangers qui, à un moment de leur hospitalisation, se sont retrouvés isolés et démunis, du fait de la non-maitrise des codes sociaux et culturels de la France. Le travail de médiation des femmes relais appartenant à la même culture que les patients a permis une transcription des codes sociaux français en codes étrangers, accessibles à l'entendement des patients ; ce qui leur a permis de se décharger du fardeau émotionnel lié au VIH. Le travail des femmes relais s'est poursuivi à la fin des hospitalisations des patients pour intégrer le champ de l'aide sociale (aide aux démarches administratives, à l'accès aux droits par exemple).

Dans le cadre du sujet qui nous intéresse, c'est-à-dire le DOCS, un appel à projets de 2008, dénommé : « *Soutien aux actions menées par les associations pour améliorer le dépistage, la détection précoce et la prévention des cancers* » (Baguet & al, 2011), lancé dans le Département de l'Isère, permet de porter un regard sur le travail des femmes relais[33]. Les actions ont été menées d'octobre 2008 à septembre 2010[34] dans les communes concernées par la mise en place du projet. L'objectif recherché était d'identifier et de mettre en place des modalités de formation et d'accompagnement de personnes relais pour une communication efficace en direction des populations cibles dans le cadre du DOCS. Pour sa mise en place, il a donc fallu repérer les personnes issues des territoires prioritaires, désireuses de devenir personne relais. Ce recrutement des personnes relais s'est fait par plusieurs voies : par contact direct grâce aux associations et structures des différents territoires, ainsi que par voie postale. Le profil des personnes relais recrutées concerne autant les professionnels, les femmes retraitées que les personnes en recherche d'emploi. Afin de mettre à disposition des futures personnes relais les outils et les connaissances nécessaires, indispensables pour convaincre les populations cibles, des sessions de formation ont été organisées et ont duré une à deux journées pendant lesquelles, les personnes ont acquis des connaissances sur le cancer du sein,

[33] Le projet parle plutôt de personnes relais et non de femmes relais. Ce vocabulaire plus générique se veut plus consensuel dans le sens où, parmi ces personnes relais, se trouvent également des professionnels du monde associatif, des structures médico-sociales, ainsi que de bénévoles quand bien même la grande majorité des personnes relais ne sont que des femmes.

[34] L'évaluation du projet quant à lui a pris fin en mars 2011.

sur le programme de dépistage organisé en Isère ainsi que sur les freins inhérents à sa réalisation.

Pour toucher la population cible des campagnes de dépistage, différentes méthodologies d'approche ont été initiées par les personnes relais en partant d'actions individuelles aux actions collectives. En ce qui concerne les actions individuelles, certaines personnes relais ont privilégié des actions de sensibilisation grâce au « porte à porte » ; la sensibilisation au sein de leur cercle familial. En ce qui concerne les actions collectives, des journées de manifestations ont été organisées avec les personnes relais et ont permis de toucher davantage de publics (Organisation de journée théâtre, participation à octobre rose, participation à la marche rose).

Des évaluations (quantitatives et qualitatives) ont été menées afin de mesurer l'impact des différentes campagnes sur les territoires grâce au travail des personnes relais. L'évaluation quantitative a porté sur les calculs des taux de participation dans les quartiers concernés par ces actions et leur évolution de 2007 à 2009, soit avant et après l'organisation du projet « Octobre Rose 2008 ». Ces évaluations ont permis d'identifier une progression du taux de participation au DOCS dans les quartiers ciblés par les actions, ce qui a permis aux quartiers de rattraper la moyenne départementale de l'Isère. Quant à l'évaluation qualitative, elle a permis d'analyser les formations reçues par les personnes relais.

Par la suite, toute une série de démobilisations a été observée auprès des personnes relais pour diverses raisons comme la suppression des postes de coordinatrice atelier santé ville (ASV), le manque de communication et des difficultés personnelles rencontrées par les personnes relais.

3.1.3. Le cas de la Région d'enquête

Dans la région qui a constitué le champ d'enquête de cet ouvrage, un cas probant d'expérience de femmes relais a conduit au début des années 2000, à la création d'une association de femmes (relais) qu'on nommera « *La santé des Femmes* »[35], qui s'est spécialisée dans la promotion du dépistage du cancer du sein.

Au début des années 2000, la région se situait parmi les cinq régions françaises où la mortalité liée au cancer était la plus élevée. 47 % des décès dans la région étaient causés par des cancers dont le ¼ par le cancer du sein. Au vu des données épidémiologiques de la région, le Conseil général d'un des départements, dans le cadre d'un programme régional de santé de lutte contre le cancer avait lancé une consultation avec des partenaires sociaux (la DRASS[36], l'URCAM[37], l'URML[38], la CPAM[39], les associations de femmes, les médecins généralistes et les médecins spécialistes) afin de financer des projets de sensibilisation de santé publique. L'objectif était de promouvoir le dépistage du cancer du sein[40] dans ledit Département. Ainsi, un comité de pilotage s'est-il constitué autour de quatre groupes de travail[41]. Le premier groupe constitué « des institutionnels » avait pour objectif de déterminer une solution juridique pour la structure chargée de la gestion et de la surveillance de la campagne de dépistage du cancer du sein dans le département.

Le deuxième groupe, celui « des médecins généralistes », avait pour mission d'impulser la motivation personnelle des patientes reçues par les médecins, afin de les conduire vers le processus de dépistage. Les médecins avaient l'obligation de proposer l'examen au cours d'une consultation tout en participant à l'établissement du diagnostic, ainsi qu'à la qualité du suivi.

Le troisième groupe quant à lui, était composé de médecins spécialistes. Ces derniers devaient assurer un état des lieux des

---

[35] Pour des raisons d'anonymat, le nom de l'association a été modifié.
[36] Direction Régionale des affaires Sanitaires et Sociales.
[37] Union Régionale des Caisses d'Assurance Maladie.
[38] Union Régionale des Médecins Libéraux.
[39] Caisse Primaire d'Assurance Maladie.
[40] Ici, il ne s'agit pas encore du Dépistage Organisé car la généralisation du Dépistage organisé du Cancer du Sein en France surviendra en 2004.
[41] Sources : documents internes à L'Ireps de la région.

cabinets radiologiques, et ensuite contribuer à la mise en place d'un programme de formation des radiologues en ce qui concerne le système de lectures multiples des clichés, et valoriser l'activité de la mammographie, en particulier dans les centres hospitaliers.

Enfin, le dernier groupe constitué est celui des acteurs associatifs, qui devait s'inscrire dans une dynamique de mobilisation de tout le réseau associatif départemental, afin d'identifier des femmes relais de proximité. Il avait pour mission de former ces femmes relais afin qu'elles puissent animer des séances d'information et de sensibilisation sur le dépistage du cancer du sein, que ce soit à travers des réunions locales ou des actions ciblées auprès de la population cible.

Le groupe de travail qui nous intéresse principalement ici est celui des associations. D'après les documents internes de l'Ireps, l'une des premières tâches de ce groupe a consisté à mettre en place des formations à destination du réseau associatif ainsi que des outils de communication, à savoir des plaquettes argumentaires, des brochures et des affiches à destination des femmes de 50 à 74 ans. Ces outils insistaient sur les avantages du dépistage par mammographie. Les affiches et brochures présentaient des données épidémiologiques du cancer du sein, les causes du cancer du sein, les freins liés au dépistage du cancer du sein, ainsi que les démarches et acteurs à rencontrer pour entrer dans le processus de DO.

Des femmes relais ont été identifiées grâce à un bouche-à-oreille au sein des différentes associations qui constituaient le groupe de travail des associations. Ce travail de réseau a permis d'identifier certaines femmes qui ont eu le cancer, et qui souhaitaient s'engager dans le relais associatif.

Afin de permettre à ces différentes femmes relais de tenir un discours institutionnel et de faire face aux interrogations éventuelles des populations à accompagner lors des campagnes de sensibilisation, un guide associatif a été créé. Il présente des situations de communication ainsi que des pistes pour réagir aux différentes appréhensions des femmes qui avanceraient comme freins liés au dépistage : la peur de la douleur, de la mammographie, la peur des résultats, la fatalité ou le manque de ressources financières pour l'examen.

La région disposait ainsi de ressources pour répondre au mieux au défi sanitaire lié au cancer du sein. Toutes les femmes relais identifiées se sont toutes regroupées sous un vocable « *la santé des Femmes* » avec des antennes dans chaque département de la région.

Au lendemain de la création de l'association, différents groupes départementaux qui composaient l'association ont commencé à se démobiliser pour différentes raisons [42] . Dan Ferrand-Bechmann (2014) en présentant les inconvénients qui peuvent découler d'une collaboration avec les bénévoles explique que la bulle associative peut être perçue comme une crainte par le bénévole qui redouterait un contrôle idéologique ou politique de ses actions. Des conflits et des mésententes peuvent naitre. On peut imaginer que le bénévole cherche à s'affranchir de l'instrument qui lui confère ce statut de bénévole et vouloir exister autrement.

3.2. Les actions de promotion du DOCS par les femmes relais de l'association A'

Dans le cadre de notre recherche, l'association A', grâce à l'engagement d'un groupe de femmes relais[43], mène plusieurs actions liées au DOCS sur son territoire. Elles tiennent des permanences qui sont menées dans deux types de lieux. Dans

---

[42] Les principales raisons n'ont pas été révélées par les différents acteurs rencontrés durant cette recherche. Certains ont préféré avancer comme raisons les démobilisations des groupes suite à un manque d'engagement des femmes relais.

[43] Au moment de mon immersion dans l'association, six femmes relais composaient le groupe.

des pharmacies situées sur le territoire, ainsi que dans les Maisons de Services au Public (MSAP)[44].

Lors des permanences en pharmacie, les femmes relais vont vers les « clients » afin d'informer ces derniers sur l'intérêt du DOCS et les orienter dans un second temps vers les MSAP où les populations seront mieux accompagnées. Les femmes relais ne se contentent pas d'aller exclusivement vers les femmes de la population cible du DOCS. Elles ciblent également des hommes, qui peuvent servir de relais auprès de leur femme, mère ou connaissances.

Elles organisent également des conférences-débats auprès de structures partenaires (le centre culturel et social du territoire A ainsi que d'autres associations localisées sur d'autres territoires) pour informer leur public. Ces femmes relais, participent activement aux différentes actions durant *Octobre rose*, qui se traduisent par la tenue de stand et de points infos, en partenariat avec d'autres acteurs de la ville. L'association a également conventionné avec le collège de son territoire pour des sensibilisations auprès des collégien(ne)s.

Enfin, ces femmes relais, en collaboration avec un metteur en scène, ont monté une pièce de théâtre[45] qu'elles jouent dans des structures partenaires ainsi que lors d'évènements de sensibilisation. L'objectif étant d'appréhender l'outil théâtral pour dédramatiser la maladie, afin de toucher d'autres publics. Ces différentes actions se sont développées progressivement depuis 2004.

---

[44] Les Maisons de Services Au Publics (MSAP) anciennement appelées Services Publics de Quartier (SPQ) sont des lieux dans lesquels les habitants peuvent être accueillis et accompagnés dans leurs démarches administratives : emploi, retraite, famille, social, santé, logement, énergie, accès au droit, etc. https://www.maisondeservicesaupublic.fr/node/28 (consulté le 30 octobre 2018).

[45] Pour des raisons d'anonymat, le nom de cette pièce de théâtre ne sera pas révélé.

3.2.1. Le projet de DOCS : de l'identification à la formation du groupe de femmes relais

En 2007, dans le cadre des ateliers santé ville (ASV) du programme local de Santé (PLS), l'association A', a répondu à un appel à projets lancé par la ville A. L'objectif général du projet était la promotion du DOCS. Pour ce projet, différents objectifs ont été identifiés. Il s'agissait entre autres de rendre la population locale actrice de sa santé en agissant sur les leviers de l'éducation à la santé tout en favorisant l'empowerment. Un comité de pilotage, composé de structures publiques (le Département, la Mairie, la Direction régionale de la santé, le Comité régional d'éducation de la santé de la région, la structure de gestion du dépistage des cancers du département A) et médico-sociale (pharmacies du territoire, le centre social et culturel du territoire, le collège du territoire, le service public de quartier du territoire), ainsi qu'un comité scientifique composé de médecins bénévoles (généraliste, radiologue) a été mis en place.

Plusieurs réunions publiques ont été organisées avec les habitants du quartier et le docteur Gamet[46], d'octobre 2007 à octobre 2009. La mise en place de ces réunions a permis de sensibiliser un peu plus de 300 personnes, dont 83 femmes qui sont entrées dans le processus de dépistage organisé.

Pendant ces réunions, des femmes bénévoles et volontaires « se sont laissées identifier » par l'association. Il s'agissait pour l'association de repérer des femmes disposant d'un certain « capital temps libre »[47], car l'engagement dans ce projet

---

[46] Le docteur Gamet est un médecin généraliste du territoire qui s'est associé au projet afin d'être au plus près des populations et se démarquer de la santé publique observationnelle. Il fait partie du comité scientifique du projet. Pour des raisons d'anonymat, son nom a été modifié.

[47] J'ai opté pour ce terme « capital temps libre » afin d'entrer dans la continuité de Bourdieu qui aborde les différents capitaux. Capital culturel, économique, etc. Par extension, on peut donc qualifier de « capital temps libre » le crédit de temps disponible qu'un individu estime avoir et dont il peut se servir pour la pratique d'activités rémunérées ou non ; ou de loisirs. Ce capital temps libre qu'on peut aussi appeler crédit temps disponible ou crédit

nécessitait des temps de formation, des temps de réunions et des temps de sensibilisation. Des femmes retraitées et en recherche d'emploi ont été majoritairement identifiées. Ainsi est né ce groupe, porté par les femmes elles-mêmes, sous la coordination de la responsable de l'association A'.

Afin d'être identifié par la population, un logo a été créé par les femmes relais du groupe. Ce logo, qui se veut représentatif de l'action de promotion du DOCS est apposé sur les courriers d'invitation qu'envoie la structure de gestion du dépistage des cancers du département A, aux femmes de 50 à 74 ans. Il facilite ainsi l'identification du groupe des femmes relais par les partenaires et le public cible.

En ce qui concerne le contenu de la formation du groupe de femmes relais, l'association a privilégié le processus de construction et de transmission d'un message de santé. C'est ainsi que les femmes ont bénéficié d'une formation sur les techniques d'animation, d'adaptation au type de public et de transmission d'un message santé. Cette formation de près de 10 heures a été assurée par le Comité régional d'Éducation et de promotion de la Santé de la région. De janvier 2009 à décembre 2010, trois modules de formation ont été mis en place en direction des femmes relais. Les Centres d'Entraînements aux Méthodes d'Éducation Active (CEMEA) ont contribué à la formation du groupe de femmes notamment en ce qui concerne l'animation et les modalités de prise de parole. Quant à la connaissance de la maladie, quelques acteurs du monde sanitaire, dont le docteur Gamet, et le CRES de la région, ont éclairé les femmes relais sur la problématique du cancer du sein. Certaines femmes, disposaient déjà d'un « *savoir expérientiel* » (Emmanuelle Jouet, 2009) pour avoir vécu de près ou de loin la maladie.

En dehors des personnes ayant l'expérience de la maladie, la plupart des profanes disposerait d'une connaissance réduite du

---

temps libre est inclus dans les 24 heures dont dispose tout individu dans une journée.

système de santé (Ghadi & Naiditch, 2006). Les formations constitueraient ainsi le socle commun de savoir, nécessaire à la réflexion collective. La mise en place des formations en direction du groupe constitue donc la première étape du passage d'individus isolés à un véritable collectif (Ghadi & Naiditch, 2006).

3.2.2. La sensibilisation directe ou l'aller-vers : outil d'action principal pour le Dépistage Organisé du Cancer du Sein

L'une des premières actions mises en place par le groupe de femmes relais, est la permanence dans les pharmacies du territoire A. L'ambition du choix d'intervention en pharmacie était de s'approprier un espace commercial sanitaire pour toucher différents publics. Les porteurs du projet partent du postulat que les pharmacies sont des points de rencontre et de croisement de différents publics. Le travail de sensibilisation du groupe de femmes relais est ainsi comparable à celui des médiateurs du social. Comme l'affirme Isabelle Astier (2007) en parlant du travail des médiateurs sociaux, « *Pas question d'attendre l'usager, il faut de plus en plus aller à sa rencontre* ». C'est ainsi que les femmes relais, lors des permanences en pharmacies, telles des médiatrices vont vers les populations. Aller dans les pharmacies serait donc un moyen de rencontrer ces personnes afin de les orienter dans un second temps vers les maisons de service au public (MSAP). Le but étant de pouvoir prendre en charge dans un deuxième temps, et ce de manière optimale, les femmes orientées vers les MSAP.

Depuis la promulgation de la loi du 21 juillet 2009, les pharmaciens d'officine sont des acteurs de soins de premiers recours (Siranyan, 2017). Ils bénéficient d'un statut dual de professionnel de santé et de commerçant (2017). Les permanences dans les pharmacies étaient perçues par les femmes relais comme des lieux commerciaux à vocation sanitaire où elles pouvaient également faire du *commercial*[48].

Cependant, en pratique, les personnes rencontrées dans les MSAP diffèrent de celles rencontrées lors des permanences en pharmacie, car celles qui y sont orientées depuis les pharmacies ne se rendent pas aux rendez-vous. Cette problématique a donc conduit les femmes relais à revoir leur stratégie et ainsi proposer des accompagnements vers le dépistage tant aux femmes rencontrées dans les pharmacies que dans les MSAP. L'objectif recherché était une sensibilisation directe et efficace en direction des femmes qui n'envisageraient pas de se rendre dans les MSAP. J'appelle sensibilisation directe, la sensibilisation qui se fait de bouche-à-oreilles en direction d'un public qui ne fait pas partie de son groupe social (groupe primaire et secondaire). Ce type de sensibilisation peut présenter un intérêt, celui de diffuser tout de suite un message de prévention.

Ce travail de sensibilisation, je l'ai observé durant ma période d'immersion dans l'association A', dans deux pharmacies.

Encadré n°1 : Les permanences en pharmacie

Les permanences se déroulent tous les 1ers mardis du mois et peuvent durer jusqu'à deux heures. Elles se font généralement en binôme. Les pharmacies qui participent à l'opération mettent à disposition des femmes relais une chaise pour s'assoir dans un petit coin de la pharmacie. Les femmes relais (les binômes), dès leur arrivée en permanence, guettent les « clients » qui rentrent dans la pharmacie. D'un coup de regard, elles savent déjà si la personne qui rentre dans la pharmacie sera réceptive au message qu'elles s'apprêtent à diffuser.
Cette pharmacie où l'observation a été réalisée est située sur une grande place du territoire. Tout de suite à l'entrée, des étagères de médicaments bien rangés, disposés en quinconce

[48] Cela suppose d'aller vers les publics et les interpeller, tels des commerciaux.

nous accueillent. Au fond, trois pharmaciens dont un homme et deux femmes nous accueillent d'un sourire. Les femmes relais sont tout de suite reconnues. Je pars vers les pharmaciens leur expliquer l'objet de ma présence. Sur un hochement de tête, le pharmacien qui semble être le responsable, car habillé différemment des autres, me donne son approbation. Les deux femmes relais vont tout de suite se mettre dans un coin de la pharmacie, celui qui leur est dédié. Je les suis en me positionnant à quelques pas d'elle. Il s'agit de me faire discret, et ne surtout pas déranger.

Trois personnes font leur entrée dans la pharmacie, les femmes relais les regardent et détachent leur regard. Ces personnes ne feront pas l'objet de sensibilisation. Quelques instants plus tard, une femme d'un certain âge entre dans la pharmacie et se met dans la queue derrière les premiers clients. Une femme bénévole va vers elle et entame la discussion. La femme d'une voix calme affirme : « *non merci* ». La femme bénévole revient alors sur ses pas, rejoindre son binôme. Dans l'attente de nouvelles cibles, les femmes relais discutent de temps en temps entre elles. D'autres client(e)s au fil de l'heure entrent dans la pharmacie chercher leurs produits. Les femmes relais, parfois vont vers eux, d'autres fois préfèrent attendre et observer les clients afin de savoir s'il faut les interpeler ou non. Les clients ont plus de chance d'être interpelés lorsqu'ils sont dans des files d'attente. Mais lorsqu'il n'y a pas d'attente, ils vont directement à la rencontre de leurs pharmaciens, ce qui ne permet pas aux femmes relais d'entrer en contact avec eux.

À la fin de cette permanence qui a duré une heure trente, 7 personnes (6 femmes et un homme) ont été interpelées. 2 personnes se sont laissées sensibiliser, parmi lesquelles une qui a déjà réalisé sa mammographie, et un homme.

Cette permanence en pharmacie montre que les femmes relais rencontrent davantage de résistances que d'acceptation du message de santé. Lorsqu'elles font face à ces résistances, elles n'insistent pas auprès du public. Il s'agit d'éviter de forcer un client qui n'est pas réceptif pour ne pas le faire fuir, et ainsi maintenir la collaboration avec les pharmacies.

Françoise, une femme relais aborde le public à l'entrée des pharmacies :

> « […] *Quand vous êtes en pharmacie, vous êtes dans un lieu où on vend quelque chose* […] *pour les gens, ce n'est pas pareil, en plus ils viennent, ils sont dans une fille d'attente, ce n'est pas facile, alors chacune a son truc, il y en a qui préfèrent les prendre à la sortie, moi je dis si on ne les a pas chopés à l'entrée, à la sortie, c'est fini* […] *Bon moi je les prends à l'entrée, je dis,*
> *– Attendez pour vous faire patienter, vous allez voir, ça va aller très vite, vous n'allez pas perdre votre temps à attendre, pendant ce temps-là on va discuter un peu*
> *- Non non je ne veux rien acheter*
> *- Moi je n'ai rien à vendre, rassurez-vous.*
> *Ah déjà ça va mieux, ça détend, enfin voilà. Moi c'est comme ça que je prends les choses, j'essaie de m'adapter un petit peu à leur langage comme un caméléon, donc si c'est une bourge, je parle bourge, si c'est quelqu'un qui parle patois, je peux le faire aussi, enfin voilà, je m'adapte* […] ».

Pour elle, la sensibilisation directe mise en place par chaque femme nécessite une méthodologie particulière en fonction de son expérience sociale. C'est en réalisant les permanences que les femmes relais ont développé ce « flair » à aller vers les publics les plus accessibles. Elles usent donc de stratégies individuelles en fonction de leurs expériences sociales pour aborder les « clients » en pharmacie.

Quelles que soient les diverses techniques d'approche, les femmes relais pendant leur permanence s'accordent toutes à tenir sur le fond un discours commun en ce qui concerne le contenu du message de sensibilisation. Il s'agit du discours institutionnel qui présente le DO et vante ses mérites :

- L'invitation que les structures de gestion du dépistage des cancers envoient tous les 2 ans aux femmes de 50 à 74 ans,
- La gratuité du dispositif pris en charge par l'assurance maladie (pas de frais à avancer),

- La deuxième lecture des clichés qui évite de passer à côté d'un éventuel cancer,
- Le fait qu'un cancer détecté très tôt peut-être guérit.

Les logiques individuelles des femmes relais doivent donc pouvoir se fondre dans les logiques institutionnelles et associatives.

Du 3 janvier 2012 au 3 décembre 2012, 20 heures ont été nécessaires à toutes les femmes relais pour réaliser 12 permanences dans 3 pharmacies, ce qui a permis de rencontrer 125 personnes, dont 6 hommes. Selon les outils d'évaluation de l'association, durant ces permanences, 48 des personnes rencontrées, faisaient partie de la population cible du dépistage organisé (DO), c'est-à-dire les femmes de 50 à 74 ans. En 2014, sur les 18 permanences réalisées dans les trois pharmacies, 171 personnes ont été rencontrées dont 36 hommes et 135 femmes avec 87 femmes faisant partie de la population cible. En 2018, 27 permanences ont été réalisées dans les trois pharmacies.

Les permanences en maisons de services au public (MSAP), ont pour objectif d'informer et d'accompagner individuellement vers le DO, les femmes rencontrées dans les pharmacies. Pour ce travail d'accompagnement personnalisé, un matériel est mis à disposition des femmes relais. Il s'agit d'un petit bureau ainsi qu'un téléphone afin de permettre instantanément une prise de rendez-vous chez le radiologue, ce qui mettrait les femmes rencontrées devant le fait accompli.

Du 5 janvier 2012 au 6 décembre 2012, 26 personnes, dont 12 femmes faisant partie de la population cible, ont été rencontrées lors de 6 permanences dans les MSAP.

En 2014, 39 personnes ont été rencontrées au bout de 8 permanences en MSAP. Ces différentes rencontres auraient permis d'introduire 12 personnes dans le processus de dépistage organisé. Deux accompagnements individualisés ont été nécessaires pour des femmes qui hésitaient à réaliser seules leur mammographie. Ces accompagnements vont de la prise de rendez-vous par les femmes relais à l'accompagnement physique lors des mammographies.

3.2.3. Le travail partenarial, l'autre instrument de sensibilisation

L'association A', durant le mois d'Octobre rose, essaie également de faire connaitre ses actions dans le cadre du DOCS. Elle travaille en collaboration avec la maison de santé de la ville pour l'organisation d'événements festifs ou de sensibilisation.

En octobre 2015, les femmes relais de l'association ont participé à la tenue de stand d'informations avec d'autres acteurs comme le Comité départemental de la ligue nationale contre le cancer, avec les élèves de manipulation d'électroradiologie, ainsi que les agents de la Maison de santé. Pour cet événement, différents points infos ont été implantés dans le centre-ville afin de sensibiliser les populations. L'originalité pour ce mois d'octobre a été l'installation d'une poitrine gonflable, composée de deux « seins », devant la maison de la Culture de la ville A, située à deux pas du centre-ville où un grand espace a été mobilisé pour installer cette structure.

Encadré n°2 : L'observation d'une journée Octobre Rose

À mon arrivée sur les lieux, je me suis présenté aux personnes que je ne connaissais pas[49], notamment le responsable de la maison de prévention santé, ainsi qu'une dame, Victorine, qui est l'une des responsables d'une grande structure de lutte contre les cancers.
Il pleuvait ce jour-là et les quelques responsables associatifs étaient sous une petite bâche à l'intérieur de laquelle se trouvaient du café et des gobelets ainsi qu'une petite table et quelques chaises. À 30 mètres de la bâche se trouvait le « *sein*

[49] Je connaissais déjà les femmes relais de l'association A', la référente de la maison de prévention santé ainsi que la responsable de la structure de gestion du dépistage des cancers du département A.

gonflable ». Françoise, une bénévole de l'association A' me fit visiter l'intérieur de la structure. J'avais ainsi le statut de chercheur et celui de public. Après la visite de la structure, je me suis positionné à l'intérieur de la bâche, près de la table pour observer. Il y avait des curieux qui passaient, marquaient un léger arrêt puis continuaient leur chemin. La pluie qui tombait semblait être un inconvénient. Quelques dizaines de minutes plus tard, après que la pluie a un peu cessé, des couples (âgés, jeunes) se sont arrêtés et d'autres ont été abordés par les stagiaires d'électroradiologie. Je me suis un peu rapproché d'eux afin de suivre leur conversation qui se résume à des questions de la part des stagiaires qui dans un deuxième temps conduisent les visiteurs vers la structure gonflable. Je notais tout ce qui se passait dans mon journal de bord, la réticence de certaines personnes à la vue du petit ruban rose accroché sur les vêtements des stagiaires, les hésitations de certains passants à entrer dans la structure. Je les accompagnais parfois discrètement afin de continuer à suivre la conversation et les explications des stagiaires aux passants.
À l'intérieur de la structure gonflable, dans une première salle qui n'est autre que le premier sein, les visiteurs découvrent l'anatomie d'un sein et le développement du cancer à l'intérieur de ce sein. Dans la deuxième salle qui représente le deuxième sein, les visiteurs découvrent un sein malade ainsi qu'une vidéo projetée qui explique le développement et le traitement d'un cancer du sein.
À l'intérieur de la structure, j'ai été apostrophé par un couple qui m'a pris pour un des organisateurs parce que j'avais un cahier (journal de bord) sur moi, et je prenais des notes. Ils voulaient des explications sur la projection vidéo qui s'y déroulait. À la suite de cette interpellation, j'ai essayé de me faire le plus discret possible en rangeant mon cahier de bord. J'ai ainsi essayé d'enregistrer autant que possible les différentes interactions afin de les retranscrire une fois chez moi.

Cette exposition a pour ambition d'interpeler et de véhiculer un message de santé publique sous une forme accessible à tous. Ce lieu stratégique a été choisi, car étant un carrefour qui voit passer une diversité de populations. Il s'agit de créer une forme d'attention publique, comme dans le cas du sida par exemple, où l'association Act Up avait revêtu l'Obélisque d'un préservatif géant de 30 mètres (Raude, 2013).

Les différents partenaires présents lors de cet événement ont ainsi utilisé la sensibilisation directe comme prévention, en direction d'une variété de public sur trois jours.

Toucher le maximum de public est la principale préoccupation des femmes relais de l'association A'. Cette volonté passe par la mise en place d'une communication de masse. L'information devient alors mobile et se déplace de structure en structure par l'intermédiaire des femmes relais. La sensibilisation ne se fait plus uniquement pendant les grands événements et ne se limite plus aux permanences en pharmacies et en MSAP. Elle se diffuse également auprès des publics des différents partenaires de l'association A'. Des réunions d'information sont donc réalisées auprès du public du Centre Social et Culturel du territoire A, ainsi qu'auprès d'associations qui sollicitent l'expertise des femmes relais pour la sensibilisation de leur public.

L'avantage de ce type d'intervention est que les femmes relais, dans ce cas de figure, ont affaire à un public qui s'est déplacé dans l'objectif d'écouter un message de sensibilisation, contrairement aux interventions en pharmacie, où le public n'a pas forcément fait ce choix. Lors de ces interventions auprès d'associations partenaires, les messages de sensibilisation sont discutés avec le public. Cela s'apparente à des ateliers santé pendant lesquels des témoignages animent les séances. Néanmoins, il arrive parfois que pendant ces interventions auprès d'associations, il y ait un manque d'intérêt de la part de certains groupes conviés aux échanges. C'est en cela que Françoise affirme par rapport à une intervention réalisée auprès d'une association : « [...] *les personnes qui étaient là, on avait l'impression qu'on leur avait forcé la main pour qu'elles soient là. Donc pas intéressés quoi, à part 2-3 personnes* [...] ». On voit qu'ici, même lorsque les interventions se font auprès d'associations partenaires, le message de santé peut ne pas intéresser.

Ces différentes interventions produisent deux résultats. D'une part, elles permettent la sensibilisation d'un public assez hétérogène qui ne relève pas uniquement du territoire, et d'autre part, elles permettent également d'identifier et de recruter d'autres femmes bénévoles, parmi le public des structures partenaires, qui souhaiteraient intégrer le groupe de femmes relais de l'association A'.

Le théâtre : Une sensibilisation massive directe

Dans l'objectif de dédramatiser le cancer du sein, une nouvelle forme d'intervention a vu le jour en 2011 avec les femmes relais de l'association A'. Il s'agit d'une pièce de théâtre mise en place avec l'aide d'un metteur en scène. D'autres habitants de la ville font également partie des comédiens de la pièce de théâtre. Celle-ci ne regroupe donc pas uniquement les femmes relais de l'association A'.

Cette pièce de théâtre a été pensée à partir des opinions, des évaluations et des freins recueillis par les femmes relais lors de leurs permanences dans les pharmacies, les MSAP et les structures partenaires. Parmi les différents freins liés au dépistage avancés par les femmes lors des rencontres, nous avons la peur ainsi que la douleur de subir l'examen de la mammographie, la peur du résultat de l'examen ainsi que l'éloignement géographique des centres de radiologie. Les femmes relais, par le théâtre, ont donc cherché à travailler sur ces différents freins évoqués afin de rendre accessible le message de sensibilisation pour le DOCS au plus grand nombre, un peu comme le font les *mass media*. Le théâtre devient ainsi une *arme* de sensibilisation massive, un canal de diffusion amplifié pour l'atteinte d'objectifs de santé.

L'avantage de la pièce de théâtre est qu'elle touche non seulement la population cible du DOCS, à savoir les femmes de 50 à 74 ans, mais aussi d'autres populations, à savoir les hommes, les jeunes femmes (ne faisant pas partie de la population cible) et les enfants. La stratégie initiée était de permettre à ces nouvelles populations de transmettre le message de santé à leurs proches sous différentes formes, et donc d'en faire des personnes relais.

Le deuxième objectif poursuivi était d'identifier d'autres femmes bénévoles prêtes à intégrer le groupe de femmes relais de l'association A' afin de mettre en place des actions plus ciblées et plus efficaces.

Pour la mise en place de cette pièce de théâtre, une co-construction a été privilégiée, avec les compétences d'un metteur en scène. Ce dernier s'est basé sur les ressentis et les expériences des femmes relais pour la mise en scène de la pièce. Le travail du metteur en scène consistait à transformer en « matière exploitable », les mots des femmes relais, tout en y apportant la touche professionnelle. De ce fait, les femmes relais restent les garantes du message de santé.

J'ai assisté à une représentation de cette pièce de théâtre au collège du territoire A. Elle dure environ 30 minutes et est divisée en 5 actes.

Encadré n°3 : Présentation de la pièce de théâtre

Le premier acte s'ouvre sur des petites histoires qui tournent autour du sein, qui traitent de la norme du sein. Ce sein qui est une mise en scène du désir, à travers la sexualisation de cette partie du corps féminin. Ce sein nourricier qui allaite l'enfant lors de la maternité.
Le deuxième acte met en scène une dispute entre deux amies qui discutent du bien-fondé du dépistage du cancer du sein. Cet acte met aussi l'accent sur les freins liés au dépistage du cancer du sein à savoir la peur et la douleur de l'examen.
Quant au troisième acte, il met en scène 4 femmes en attente dans une salle de radiologie. L'attente de ces femmes souligne les différentes émotions par lesquelles passe une femme en attente de sa mammographie. Cet acte joue sur l'humour en

traitant les différents freins liés au dépistage notamment celui de la peur. Une femme affirme qu'elle a peur, mais en ignore la raison. Elle reconnaitra plus tard que la peur du résultat prenait le dessus sur les autres peurs enfouies. La peur de se faire palper le sein par des inconnus vient également dépeindre le tableau de ce troisième acte.
Une femme, qui est la représentation analogique d'une femme bénévole, s'immisce dans la conversation et essaie de convaincre les autres femmes du bien-fondé de la mammographie.
L'acte quatre s'ouvre sur deux femmes qui discutent à propos du physique d'une amie. Ici, le sein est abordé en termes de beauté, d'une « *arme* » de séduction, elles font référence à la chirurgie esthétique. À la fin de cet acte, on y apprend que l'une des deux femmes a un cancer du sein.
Enfin le dernier acte qui est une tyrannie métaphorique sur le sein, invite au dépistage afin de préserver la beauté des seins et ainsi prendre soin de sa santé.

Suite à la multiplication des dates de la pièce de théâtre, et au manque de temps à consacrer au projet, certains partenaires ont été obligés de renoncer à participer au projet théâtral. Par exemple une sage-femme qui représentait le Conseil général du département A, dans le comité de pilotage du projet, tenait également un rôle dans la pièce de théâtre. Les temps de présence de la sage-femme au comité de pilotage faisaient partie intégrante de son activité, par contre, lorsqu'il fallait participer aux répétitions, la sage-femme prenait sur son temps de repos. Devant cette difficulté d'engagement, la sage-femme a dû renoncer à son rôle de comédienne.

De mars 2011 à octobre 2012, la pièce de théâtre des femmes relais a sensibilisé près de 475 personnes au bout de 5 représentations. En 2014, 2 représentations ont conduit à la sensibilisation de 250 personnes[50].

[50] Source : documents internes de l'association A' (fiches d'évaluation)

Cependant, il a été difficile de mesurer concrètement l'impact des actions des femmes relais sur les chiffres du DOCS sur le territoire A. Le docteur Gamet a souligné ce manque de visibilité en ces termes :

> « […] *Le problème* [de la structure de gestion du dépistage des cancers], *c'est qu'il n'y a pas un logiciel, vous voyez des choses comme ça, c'est irritant quand on n'est pas de l'extérieur, il n'y avait pas de logiciel qui permettait d'extraire le quartier* [A] *enfin tout ce quartier* [ici la localisation] *qui était intéressé par l'association* [A'], *donc on ne peut pas extraire ces chiffres-là de l'ensemble. Après un certain nombre de recherches, d'années, ils ont réussi à le faire et on s'est rendu compte que l'apport de* [l'association A'] *était conséquent au niveau de la remontée des chiffres du dépistage organisé* ».

Chapitre 4. La « fabrication » des femmes relais

4.1. Promouvoir le DOCS grâce à l'éducation pour la santé

Contrairement à l'association A' (département A) où j'ai pu effectuer une année d'immersion et de bénévolat, l'association B', située dans le Département B, n'a pas bénéficié du même traitement. Néanmoins, grâce à plusieurs rencontres avec les acteurs, j'ai essayé d'appréhender les différentes logiques de sensibilisation mises en place par l'association B' pour la promotion du DOCS.

L'association B', dans le cadre des actions qui concourent à la sensibilisation au DOCS, exploite diverses logiques d'éducation à la santé en direction des populations qui relèvent de son territoire d'exercice. Elle a été identifiée par les organismes gestionnaires, car disposant d'un public fidélisé. L'association a également abordé depuis les années 2000 des actions de sensibilisation sur le planning familial avec les femmes du territoire, ainsi que des actions d'éducation à la santé afin de réduire les problèmes de santé publique auxquels sont confrontées les populations de son territoire. Jouissant d'une grande légitimité, surtout auprès des populations d'origine étrangère et immigrée, l'association a su capitaliser ses expériences auprès de ces populations pour mettre en place des ateliers santé ainsi que des cafés santé. Ces ateliers sont l'occasion d'aborder l'éducation à la santé de manière générale. Pour ce faire, l'association s'appuie sur le travail de ses salariés, deux médiatrices, dont une coordinatrice des actions, qui parle le turc et l'arabe. Ce sont ces médiatrices qui mettent en place des actions de sensibilisation auprès du public. Elles prennent ainsi rendez-vous avec les femmes qui présentent des difficultés pour s'exprimer, ou qui sont effrayées des différentes démarches administratives à réaliser. L'objectif à la longue est de rendre les populations autonomes tout en leur faisant intégrer leurs droits sociaux.

Dans le cadre de ses actions de sensibilisation, j'ai pu assister à des ateliers santé qui ont porté sur le diabète, l'hygiène alimentaire, les maladies cardiovasculaires et le cancer colorectal. L'idée générale des ateliers santé est de permettre aux participantes d'acquérir des connaissances sur des pathologies chroniques et ainsi adopter des comportements adéquats afin de prévenir en amont la survenue des maladies.

4.1.1. Des stratégies d'approche pour constituer un (futur) réseau de femmes relais

Avant d'aller plus loin, revenons sur un distinguo important en ce qui concerne les différentes actions mises en place par l'association B'. Trois types d'actions prévalent :

- Premièrement, les conférences santé ouvertes à la population, qui servent de sensibilisation sur diverses thématiques. Ces conférences peuvent être organisées par d'autres partenaires qui invitent l'association et ses adhérentes. Ce sont des moments plus officiels avec la participation de professionnels de santé (médecin généraliste et spécialiste).
- Ensuite, les cafés-santé, qui sont des moments conviviaux, mis en place par les médiatrices de l'association en direction des femmes qui participent aux divers ateliers (de santé ou non). Ce sont des moments qui permettent à l'association d'aborder diverses thématiques de santé de manière plus conviviale. Généralement, les cafés-santé sont organisés à la fin des ateliers.
- Enfin, les ateliers-santé, qui sont destinés à un public spécifique. Les femmes qui y participent ont été identifiées par l'association, car ayant été régulières aux conférences santé. Ce sont celles qui « *n'avaient pas peur* » des thématiques qui portaient sur les maladies chroniques comme le cancer. L'idée des ateliers-santé est de faire des femmes qui y participent, des femmes

relais qui pourront grâce à des sensibilisations directes, horizontales et/ou parallèle, toucher le maximum de public.

J'entends par sensibilisation horizontale, celle qui se fait en direction de ses groupes d'appartenance. Elle se fait davantage en direction de son groupe primaire que secondaire. Elle peut être réalisée par tout individu ayant intégré le statut de personne relais [51], qu'il soit Français ou étranger. La sensibilisation parallèle quant à elle, reste l'apanage des étrangers et/ou immigrés. Il s'agit de la sensibilisation réalisée en direction de leur groupe primaire resté au pays d'origine. L'objectif est de porter le message d'éducation ou de prévention à la santé aux proches (surtout les familles), qui pour quelque raison, ne sont pas au pays d'accueil (ici, la France), mais sont restés au pays d'origine. Ces différentes formes de sensibilisation permettront aux femmes relais formées par l'association et ses partenaires, d'informer les différentes populations sur les problèmes de santé encourus, participant ainsi à l'éducation à la santé de manière globale. À cet effet, une médiatrice de l'association affirme :

> « [...] *le médecin* [...] *explique tellement bien que l'information est relayée vers les membres de la famille et elles font le lien avec le diabète ou d'autres maladies et en allant chez le médecin, elles savent déjà à quoi s'attendre* ».

Pour la mise en place de ses ateliers-santé, l'association B' a pris comme point de départ plusieurs observations et interpellations. Tout d'abord elle a observé que plusieurs femmes issues de l'immigration étaient victimes d'isolement

---

[51] Pour que des personnes se constituent, ou se pensent comme personne relais santé, il y a la mise en place d'un schème spécifique qui s'opère. D'une part, il faudrait que ces personnes valident le message (de santé) à transmettre comme un pouvoir symbolique valant la peine d'être partagé. Ensuite, il faudrait que ces personnes identifient dans leur champ social (groupe primaire, secondaire ou autre) les individus susceptibles de recevoir ce message. Enfin, elles doivent définir la stratégie à mettre en place pour la transmission ce message (sensibilisation directe, horizontale ou parallèle).

social et ne consultaient que rarement les professionnels de santé. Comme le souligne la coordinatrice des actions de l'association B' :

> « [...] *après on a des jeunes mamans aussi qui ne s'occupent pas d'elles, donc on essaie de l'intéresser aussi on se dit quand elle est bien elle peut s'occuper de ses enfants puisque là par exemple les Pakistanais qui viennent d'arriver, les Syriens on n'a pas eu encore, les Indiens, on sait qu'ils sont isolés* [...] *pour les Africains les Maghrébins on a l'habitude, on ne veut pas que ces femmes soient exclues. Elles sont dans un pays où ils peuvent être pris en charge comme tout le monde* [...] *ceux qui vivent dans la précarité ils se négligent beaucoup* [...] ».

L'hôpital du territoire a également attiré l'attention de l'association sur des cancers en phase terminale qui étaient détectés chez ces populations du fait d'une consultation tardive. Ces faits sont accentués par la non-maitrise des codes sanitaires français par ces mêmes populations :

> « *Par exemple comme ce que je disais la dernière fois, une femme allait voir ce médecin, elle va voir l'autre, puis l'autre, et elle prend tous les trois traitements. Donc ils ont trouvé que c'était quand même assez grave quoi, les personnes se rendaient plus malades qu'elles ne* [se] *soignaient* » (La coordinatrice de l'association).

Face aux problématiques d'accès aux soins, de non-compréhension du système sanitaire, l'association, forte d'un nombre important d'adhérentes, a initié depuis 2013, un travail de promotion du DOCS dont l'objectif est de former des femmes relais. Cette action est financée par l'ARS et l'Acsé (Agence nationale pour la cohésion sociale et l'égalité des chances). Au moment de la rencontre (en mars 2016), l'association disposait de 377 familles adhérentes. Pour adhérer à celle-ci, une contribution de 8 euros annuels est requise. Le public de l'association ne se limite pas uniquement aux adhérentes, car, celle-ci ne voudrait pas que les difficultés financières constituent pour les populations un frein de participation aux diverses actions.

Les participantes des ateliers-santé sont toutes des femmes issues de l'immigration qui vivent sur le territoire B. Cette caractéristique entérine de fait leur statut de pair, et les positionne légitimement à sensibiliser les populations qui relèvent de leur communauté. Un entretien collectif organisé avec elles a permis de révéler une partie de leurs caractéristiques sociales. Cet entretien, qui s'est déroulé dans une salle de l'association, a réuni cinq femmes, dont deux d'origine marocaine, deux Algériennes et une Libanaise. La plus jeune, une Marocaine âgée de 31 ans, en France depuis 3 ans, est mariée, n'a pas d'enfant et est en recherche d'emploi. La plus âgée, une Algérienne de cinquante ans, en France depuis 20 ans, est mariée et a 6 enfants qui suivent tous des études universitaires. Toutes ces femmes sont des femmes au foyer, à l'exception de la plus jeune, la Marocaine, qui a déjà été secrétaire au Maroc, et qui est en recherche d'emploi. Elles affirment participer à toutes les activités organisées par l'association (surtout les activités Français Langue Étrangère, FLE) pour mieux apprendre le français et se socialiser grâce à des rencontres avec d'autres femmes. Pour ces femmes, la première porte d'entrée est la langue française. L'association utilise donc la porte d'entrée de l'apprentissage de la langue afin d'inciter des femmes à participer aux ateliers santé. C'est ainsi qu'une médiatrice affirme pendant notre entretien :

> « [...] *par exemple il y a deux semaines il y a une femme qui nous a ramenés 8* [femmes] *sur la mammo et en même temps elles se sont inscrites en alpha* [groupe d'alphabétisation Français Langue Étrangère] *et ça c'est grâce aux femmes relais santé* [...] ».

Non seulement l'association a su identifier les avantages à « recruter » des femmes pendant des ateliers FLE, mais encore ces (futures) femmes relais ont su s'approprier individuellement le statut de relais santé en conviant d'autres femmes à réaliser leur mammographie et à intégrer des ateliers mis en place par l'association.

Ce travail d'éducation à la santé, mis en place avec l'association B', semble porter ses fruits, car, les femmes auraient créé une dynamique au sein du groupe. Elles s'entraident régulièrement et se soutiennent par le biais de conseils. Leur travail de femme relais a déjà débuté et s'expérimente au sein du groupe en ce qui concerne la promotion du DOCS :

> « [...] *je me souviens très bien il y avait une dame qui refusait de passer sa mamo, on a mis plus de 6 heures, plusieurs séances si tu veux pour que ce soit les autres qui finissent par lui dire, mais t'inquiètes pas on va y aller avec toi. Enfin je sais qu'elles y sont allées à 2 ou à 4, on a préparé le radiologue à l'arrivée pour qu'il ne les matraque pas, il y avait 8 couches ou 9 couches de vêtements, ça les embête plus que quand t'as une nana qui n'a pas de soutif et je crois que ça c'est le boulot de* [l'association B'], *c'est ce travail de fourmi et j'y crois beaucoup et effectivement, ce n'est pas ça qui est rentable* [...] » (Médecin directeur).

Pour le médecin directeur de la structure de gestion du dépistage des cancers, mettre en place une stratégie d'éducation à la santé suppose un investissement considérable tant du côté des publics cibles que de celui des organismes gestionnaires qui disposent des ressources financières, nécessaires à l'accomplissement des projets. 377 familles étaient adhérentes de l'association B'. Elle espère que toutes les femmes issues de ces familles, grâce aux échanges avec les (futures) femmes relais de l'association, parviendront à s'engager afin de sensibiliser d'autres femmes, y compris celles des contrées environnantes, entrant ainsi dans une sensibilisation directe[52]. Pour cela, l'association mise sur un bouche-à-oreille. Les populations immigrées interagissant davantage entre elles pour échanger des pratiques et des informations sanitaires, l'association espère de ce fait, la diffusion des informations et

---

[52] Rappel : j'entends par sensibilisation directe, la sensibilisation qui se fait de bouche à oreille en direction d'un public qui ne fait pas partie de son groupe social (groupe primaire et secondaire). Ce type de sensibilisation présente l'intérêt de diffuser tout de suite un message de sensibilisation.

des pratiques sanitaires reçues lors des différentes rencontres avec les publics.

Le travail des médiatrices semble en tout cas avoir eu un impact sur les taux des campagnes du DOCS.

> « [...] *En termes de cancer du sein, vraiment ça a radicalement changé sur* [le territoire] *quand je suis arrivée on était à 31 % de taux de participation, cette année on est à 52, tu t'imagines ? Quand la moyenne départementale est à 55. On a 3 points de retard c'est extraordinaire* [...] » (Médecin directeur).

4.1.2. Une formation générique d'éducation à la santé

Dans le cadre de la formation des (futures) femmes relais de l'association B', les femmes participant aux ateliers santé reçoivent des formations : sur le dépistage des cancers du sein et du côlon, sur les différents traitements, sur l'autopalpation et également sur la manière de rassurer les femmes réticentes aux messages de sensibilisation. Comme le souligne la coordinatrice des actions de l'association : « franchement c'est comme des cours ».

L'encadré qui suit présente le déroulement d'une séance d'atelier santé à laquelle j'ai assisté en février 2016. Elle dure entre une heure et deux heures. Chaque séance est prévue à l'avance par le médecin directeur qui anime la séance dans la grande salle de l'association. D'habitude, les ateliers ont lieu une fois par mois.

Encadré n°4 : Observation d'un atelier santé dans l'association B'

L'intervention a lieu dans la grande salle de l'association et commence avec l'arrivée du médecin directeur de la structure de gestion du dépistage des cancers du département B, qui collabore avec l'association depuis 2008.

Pendant ce temps, les femmes s'installent autour d'une table. Le médecin directeur commence par une synthèse de l'atelier précédent en posant des questions aux femmes. Certaines y répondent, d'autres, qui ne maitrisent pas le français, chuchotent des mots en arabe à leurs voisines qui s'empressent de leur traduire leur pensée en français, qu'elles essaient tant bien que mal de répéter. Le médecin directeur, d'un hochement de tête, approuve les réponses et montre sa satisfaction.

Le médecin annonce que la séance du jour sera consacrée à l'équilibre alimentaire. Le déroulé de la séance prend l'équilibre alimentaire comme porte d'entrée afin d'aborder tous les problèmes liés à la mauvaise alimentation, que ce soit les maladies cardiovasculaires, le diabète ou certains cancers. Elle commence la séance en prenant appui sur une vidéo qui présente les polypes. Ensuite, elle s'inspire d'un schéma du corps humain pour montrer le cheminement des aliments jusqu'aux intestins. Le médecin directeur, pour animer la séance, utilise la méthode semi-directive ; c'est-à-dire qu'elle essaie de stimuler les femmes pour leur participation afin de faire émerger la prise de parole et l'écoute. Au vu des différentes interactions observées, on perçoit le climat de confiance qui règne entre le groupe et le médecin directeur. L'atelier est ponctué de moments de questions-réponses ainsi que de partage d'expériences avec le groupe. Quand bien même certaines femmes se connaissent entre elles, elles hésitent parfois à aborder des problèmes personnels de santé devant tout le groupe. C'est ainsi qu'à la fin de l'atelier, certaines attendent de voir le médecin pour lui expliquer leurs problèmes de santé ou ceux de leurs proches. Le médecin directeur n'hésite pas à leur prodiguer des conseils, ou à leur conseiller des spécialistes dont elle donne les coordonnées. Les ateliers santé s'apparentent presque à des consultations médicales.

Le lendemain des ateliers, l'animatrice référente aborde à nouveau le contenu de l'atelier de la veille afin de permettre aux femmes de disposer de supports. Cette révision du cours de l'atelier de la veille permet également un suivi individuel des femmes qui ne maitrisent pas très bien la langue française. Les thématiques abordées pendant l'atelier de la veille sont ainsi abordées à nouveau.

La stratégie qui consiste à aborder plusieurs thèmes de santé, même les plus tabous, par le biais de sous thèmes somme toute bénins en apparence, permet aux femmes d'assister sans crainte aux ateliers-santé. Même si l'association travaille à maintes reprises sur la prévention des différents cancers avec des femmes spécialement identifiées, il arrive que de nouvelles femmes intègrent le groupe. Et donc, organiser un atelier santé qui porterait uniquement sur la thématique cancéreuse représenterait un risque, car comme la maladie, la thématique ferait fuir les nouvelles femmes au lieu de les mobiliser. Ainsi, pour travailler ce frein lié à la peur de la maladie, une même thématique peut renvoyer à d'autres. Par exemple, en abordant la thématique de l'équilibre alimentaire, le médecin directeur arrive à traiter également des maladies cardiovasculaires, du diabète et du cancer. Durant ces différents ateliers santé, les médiatrices de l'association mettent également à jour leurs connaissances :

> « [...] *le docteur nous a projeté une vidéo qui a montré des gens qui ont été sauvés* [...] *il y avait des témoignages de femmes et là on voit que même si on a le cancer on peut être sauvé, nous, on avait deux femmes qui avaient le cancer du sein, aujourd'hui elles vont bien, il y en a qui sont venues et franchement le témoignage c'était très fort, comment elles ont été suivies, comment elles ont compris que la maladie était grave, mais il fallait relever un défi pour se soigner même si le traitement était très difficile* [...] » (La médiatrice coordinatrice de l'association B').

Le travail de l'association B' permet de ce fait aux populations étrangères d'appréhender de nouveaux comportements sanitaires qu'elles n'avaient pas intégrés du fait de leur culture d'origine. Comme le dit une médiatrice :

> « [...] *Il y en a qui sont diabétiques, et qui ont un traitement, mais comme chez elles, le miel est naturel et qu'elles l'utilisent souvent elles continuent à l'utiliser. Donc on a fait des ateliers pour les sensibiliser* ».

À travers cet exemple, on voit que la prévention utilise les codes et les traditions pour agir sur le public. Il s'agit d'identifier les us et coutumes des populations, leurs cultures afin d'adapter les messages de sensibilisation. Les médiatrices de l'association facilitent ainsi le travail de compréhension, en interprétant les problèmes des populations selon leurs propres codes culturels, et non selon la vision de ce que les professionnels de santé ont des codes sanitaires.

4.2. L'analyse comparative des différentes logiques des associations

4.2.1. L'éducation à la santé : la pierre angulaire de la bio-homopolitique

Parmi les deux associations A' et B', seule l'association B' instaure un large travail d'éducation à la santé en direction des femmes, en ce sens que les ateliers-santé ne portent pas uniquement sur la thématique cancéreuse. La formation des (futures) femmes relais de l'association B' est réalisée par le médecin directeur. Cette éducation à la santé porte sur des thématiques telles que la nutrition, des maladies cardiovasculaires, les comportements adéquats à adopter pour prendre en charge sa santé. Ici, l'éducation à la santé ne se limite donc pas exclusivement au cancer du sein, tandis que celle des femmes relais de l'association A', a exclusivement porté sur l'enseignement relatif au DOCS. Les différentes formations réalisées entre 2009 et 2010 avec les femmes relais de l'association A' par des professionnels[53], n'ont duré que 10 h, alors que celle des (futures) femmes relais de l'association B' se poursuit depuis 2014.[54]

Quelques différences notables méritent cependant d'être soulignées. La première différence tient en l'instrument d'inflexion des habitus des populations. Dans l'association A',

[53] Les CEMEA et le Comité Régional d'Éducation pour la santé.
[54] Cette formation a perduré jusqu'en 2018.

il s'agit de femmes relais qui ont reçu une formation spécifique qui, de par leur statut de bénévole, ne peuvent prétendre à une rémunération des actions qu'elles mettent en place. Dans l'association B', l'instrument d'action reste en grande majorité les médiatrices de l'association. Ce sont elles qui font le travail de sensibilisation, qui mobilisent les femmes lors des conférences santé, lors des cafés-santé et qui organisent également les ateliers santé. Ce sont elles qui accompagnent les publics pour la réalisation de leur bilan santé. Quand bien même le passage de flambeau semble se faire en direction des (futures) femmes relais que l'association forme, les médiatrices de l'association B' restent (pour l'instant) les principaux instruments d'actions de l'association B'. Leur statut de médiatrice contrairement aux femmes relais de l'association A', leur permet de prétendre à une rémunération. Ce sont des médiatrices qui ont des contrats adultes relais, renouvelables.

La deuxième différence non moins importante tient en l'identification de ces instruments. Dan Ferrand-Bechmann (2014, p. 118) affirme que les associations recrutent les bénévoles en se basant sur leurs capacités, leurs compétences et quelques fois sur leurs qualifications. Il s'agit pour l'association recruteuse d'être réaliste sur ce que peut apporter le bénévole. Dans le cas de l'association A', l'identification des femmes relais s'est faite grâce aux rencontres-débats et aux différentes actions de sensibilisation que l'association mettait en place en direction des publics qui relèvent de son territoire. Le centre social du territoire s'est révélé être un vivier intéressant de recrutement. Dans l'association B' par contre, l'identification des (futures) femmes relais s'est faite parmi les adhérentes de l'association grâce à un certain nombre de critères : assiduité aux conférences-débats et curiosité par rapport aux thématiques santé.

La plupart des femmes relais de l'association A' qui se sont portées volontaires ou qui se sont laissées identifier [55],

[55] Être la cible d'un recrutement associatif suppose être dans l'acceptation d'une éventualité à être retenu. Donc non seulement ces femmes se sont

disposaient déjà d'une expertise, grâce à leurs expériences sociales et/ou leur expérience liée à la maladie, car ayant eu des proches, ou elles-mêmes atteint(e)s du cancer. C'est ce que Dan Ferrand-Bechmann (2014) appelle la « *connaissance intime de la maladie* ». Elles avaient ainsi un savoir particulier de la maladie, ce qui constitue pour l'association A', une expertise qu'elle a su capitaliser pour porter ses actions. Cette expertise des bénévoles ne fait qu'assoir la légitimité de l'association auprès des populations de son territoire et des différents partenaires associatifs.

Quant à la troisième différence, elle relève du public en direction duquel les actions sont menées. Le public du territoire A est en grande majorité issu de la classe populaire. Les femmes relais de l'association A' sont toutes ce que d'aucuns qualifieraient de « Françaises de souche ». Aucune femme issue de l'immigration ne fait partie du groupe de femmes relais[56], contrairement au territoire B, où une grande partie de la population est immigrée. Les médiatrices de l'association B' sont toutes issues de l'immigration, toutes les (futur) femmes (relais) qui participent aux ateliers santé sont également issues de l'immigration. Cette différenciation des publics peut en partie expliquer les différentes stratégies mises en place dans l'association B' qui mise sur l'empowerment grâce à l'éducation à la santé afin de faire intégrer à ses populations la norme sanitaire.

4.2.2. L'intérêt des outils de sensibilisation usités par les femmes relais

D'autres différences tiennent aux types de sensibilisation exploitée. Les femmes relais de l'association A' exploitent principalement deux types de sensibilisation. La sensibilisation directe, réalisée lors des différentes actions, et la sensibilisation

---

portées volontaires bénévoles, mais aussi se sont laissées identifiées comme possédant des habilités pouvant être mises à disposition de l'association.

[56] Une femme d'origine subsaharienne faisait partie du groupe de femmes relais, mais elle est décédée quelques semaines avant le début de mon enquête.

horizontale[57] qu'elles réalisent auprès de leurs proches. Quant aux futures femmes relais de l'association B', de par leur statut d'immigré, elles exploitent subséquemment les sensibilisations horizontale et parallèle[58]. L'ambition est qu'à la longue, d'autres actions de sensibilisations permettent aux femmes relais de l'association B' d'exploiter la sensibilisation directe auprès des différents publics. Quant aux médiatrices de l'association, elles usent, tout comme les femmes relais de l'association A', de la sensibilisation directe lors des cafés-santé, et des sensibilisations horizontales et parallèles auprès de leurs proches.

Les sensibilisations horizontale et parallèle présentent des avantages non moins négligeables. En effet, elles permettent aux personnes relais de sensibiliser sur une longue période leurs proches. Dans le cadre de ces deux types de sensibilisation, l'individu ciblé, étant régulièrement exposé aux arguments de la personne relais (son proche), il a de grandes chances d'intégrer le message de santé voulu par les institutions. Dans le cas d'espèces, il s'agit d'entrer dans le processus de DOCS.

---

[57] Rappelons ici que toutes les femmes relais de l'association A' sont toutes ce que d'aucuns qualifieraient de Française de souche. Cependant, elles peuvent également avoir des proches qui vivent à l'étranger. Dans ce cas, elles n'hésiteront pas à user de la sensibilisation parallèle pour les sensibiliser si besoin.

[58] Rappel : La sensibilisation horizontale est celle qui se fait en direction de ses groupes d'appartenance (prioritairement le groupe primaire), alors que la sensibilisation parallèle elle, reste du fait des étrangers et/ou immigrés d'origine. Il s'agit de transmettre le message d'éducation ou de prévention aux familles qui pour quelque raison, ne sont pas dans le pays d'accueil du transmetteur. Ces différentes formes de sensibilisation supposent une posture spécifique ainsi que la mobilisation de différents canaux, en fonction de la sensibilisation utilisée. Une sensibilisation horizontale ou parallèle demandera une posture moins officielle, le public étant connu de la personne relais, car relevant de son groupe (primaire) d'appartenance. L'avantage des sensibilisations horizontale et parallèle est que le message véhiculé peut être insisté à plusieurs reprises. Une sensibilisation directe quant à elle demandera plus d'attention au public rencontré, mais avec un message diffusé une seule fois la plupart du temps, car diffusé auprès de personnes ne relevant pas de son groupe d'appartenance.

> « […] *on cible tout le monde, la famille, l'entourage immédiat, voisin, etc.. et éloigné, vous savez dans les quartiers populaires les gens se parlent, on dit qu'elle est une femme formée* […] *il y en a qui ramènent leur mari aussi pour le cancer du côlon, il y en qui vont le faire avec leur mari* […] » (Une médiatrice de l'association B').

Les sensibilisations horizontale et parallèle influent donc davantage sur les logiques d'action des populations que la sensibilisation directe. Dans le même ordre d'idée, le médecin directeur prend pour exemple des cas abordés en ateliers santé :

> « […] *il y a une dame qui parlait*[59]*, elle était intéressée par rapport à son fils qui est diabétique, une par rapport à sa mère, une par rapport à son mari vous voyez* […] ».

Alors que la sensibilisation directe, de par le caractère unique du message de sensibilisation, peut rencontrer des obstacles dans son intégration. Ces obstacles vont de la difficulté à atteindre le public au moment opportun au manque d'arguments immédiats et élaborés, essentiels pour convaincre.

La sensibilisation parallèle présente également d'autres avantages inhérents à l'éducation à la santé, mais qui ne sont pas mesurables sur le territoire français, car ces avantages ne profitant pas directement à la santé publique française. En effet, elle permet aux populations n'étant pas sur le territoire français d'avoir accès à l'information de santé et éventuellement d'adopter des comportements préventifs par rapport à certaines pathologies. Lorsque les dispositifs sanitaires des pays d'origine le permettent, la sensibilisation parallèle peut amener ces populations à entrer dans différents parcours de soins qu'elles n'auraient pas intégrés outre mesure, et donc influer sur leur logique d'action.

---

[59] Il s'agit d'une dame qui, à la fin d'un atelier-santé (organisé par l'association B'), interrogeait le médecin directeur sur les aliments que son fils diabétique devrait éviter à tout prix.

Au-delà de ces différences d'approche, on peut affirmer que l'association B' évolue dans le sillage de l'association A', car, l'objectif final recherché par l'association B', est de faire des femmes qui participent aux ateliers santé, des femmes relais. Ce qui est déjà le cas dans l'association A'. C'est en cela que le médecin directeur de la structure de gestion du dépistage des cancers du département B', ambitionne de mettre en place des logiques de fonctionnement qui se rapprochent de celles mises en place par l'association A' :

> « [...] *ce qui a été fait* [sur le territoire A] *à* [l'association A'], *moi je, si tu veux quand j'ai entendu ça tu peux te dire que dans ma tête, ça y est. Si un jour on a quelque chose qui peut évoluer comme ça, et que les dames construisent leurs propres outils pour aller convaincre les femmes autour, j'y crois* [...] *ce qu'avait fait* [le territoire A] *c'est des femmes des quartiers qui ont monté eux-mêmes des spectacles et donc forcément le langage qu'elles utilisent c'est le leur, elles savent les difficultés qu'il faut pour se faire comprendre* [...] ».

En dépit des différentes formations reçues, les femmes relais de l'association A', les (futures) femmes relais de l'association B', ainsi que les médiatrices font face à des obstacles en ce qui concerne l'accompagnement des populations qu'elles rencontrent. En effet, il arrive, lorsque les personnes accompagnées apprennent leur maladie, que les femmes relais et les médiatrices soient limitées dans accompagnement du fait d'un manque de connaissances :

> « [...] *des fois, on voit des choses graves on ne peut pas leur dire, même nous, on est formé* [...] *j'ai eu une femme à 9 heures elle attendait devant la porte parce que la coloscopie c'était positif et après qu'est-ce que je fais ? C'est ça aussi franchement des fois c'est.... on ne s'attend pas nous à ces résultats* [...] » (La coordinatrice des actions de l'association B').

Lorsqu'elles se retrouvent dans cette situation, les médiatrices, essaient d'orienter les personnes vers des structures sanitaires pour une prise en charge plus adaptée, car elles estiment ne pas disposer de compétences nécessaires pour l'accompagnement : « *avant de réorienter, il faut savoir rassurer* ». (La coordinatrice des actions de l'association B').

Partie III

Le récit de vie comme instrument d'analyse des engagements

L'objet de cette partie de l'ouvrage n'est pas d'interroger les représentations des femmes relais par rapport à leur corps (Hamarat, 2016), mais plutôt d'essayer d'identifier à travers le prisme de la notion de récit de vie (Bertaux, 1997), les différentes bifurcations[60] (Grossetti, 2009) afin de comprendre les motivations de leur engagement dans le cadre de la promotion du DOCS. Les récits de vie, n'ont pas vocation à aborder dans les détails les différents pans de vie des femmes. Il ne s'agit pas non plus de regrouper le parcours des femmes relais rencontrées sous un « destin commun » : celui de l'engagement dans la lutte contre le cancer du sein. L'objectif est de comprendre les processus sociaux[61] qui ont conduit ces femmes relais à s'engager à un moment « T » dans la lutte contre le cancer du sein. Le récit de vie permet ainsi de mettre en évidence les « *différents ingrédients mobilisés pour prendre une décision, inscrite dans des temporalités hétérogènes* » (Chaxel et al, 2014).

J'ai fait le choix de présenter dans cette troisième partie, quatre parcours de vie de femmes relais rencontrées dans l'association

[60] Une bifurcation est « un processus dans lequel une séquence d'action comportant une part d'imprévisibilité produit des irréversibilités qui concernent des séquences ultérieures » (Grossetti 2009). La bifurcation peut être mise en relation avec ce que les lettrés nomment l'élément perturbateur en littérature. Il s'agit de cet événement extérieur (ou non) au personnage qui vient entraver le déroulement d'une action. C'est vers ce cas de figure que j'ai choisi d'analyser le parcours de vie des femmes relais de l'association A', car, la gestion de l'imprévisibilité peut conduire à des choix sociaux très différents (Grossetti, 2006).

[61] Bertaux (1997) définit comme processus sociaux, un enchaînement probable d'actions et d'interactions d'acteurs placés en situation.

A'[62]. Dans le cadre de cet ouvrage, il était indispensable pour l'analyse d'anonymiser les enquêtées. Pour l'anonymisation, j'ai suivi les principes méthodologiques d'Emmanuelle Zolesio (2011) qui souligne que l'anonymisation ne doit pas être une simple opération technique, mais doit plutôt s'inscrire dans une démarche sociologique. La chercheuse insiste sur l'importance de préserver les indicateurs sociaux pertinents (milieu social, origine culturelle, etc.) tout en garantissant la confidentialité des enquêtées, notamment dans les milieux d'interconnaissance. Pour procéder à l'analyse des récits de vie des femmes rencontrées, je me suis personnellement attelé à un découpage de leur parcours, opérant ainsi un parti pris dans celui-ci.

[62] Les récits de vie ici concernent uniquement le groupe de femmes relais rencontrées dans l'association A'. Dans l'association B', les femmes rencontrées n'ont pas encore le statut de femmes relais.

Chapitre 5. L'engagement comme « connaissance intime de la maladie »

Les récits de vie[63] recueillis auprès des femmes relais m'ont permis de retracer leur trajectoire singulière. Les différentes analyses des pans de leur vie, ont révélé les stratégies mises en place par ces femmes pour faire face aux imprévisibilités et irréversibilités engendrées par leur choix. Afin d'analyser ces choix qui les ont conduites à un moment à s'installer sur le territoire A, et à s'engager dans l'association, j'utiliserai les concepts de bifurcation. L'utilisation de ce concept sera conditionnée à une réorientation du parcours de vie des femmes relais. Un schéma, réalisé par mes soins, dénommé « *schéma du parcours de vie* », synthétisera pour chaque femme relais, les différentes bifurcations identifiées ainsi que les conséquences sur leur parcours de vie.

Dans la « *thick description* » (Geertz, 1998)[64] que je propose du parcours de vie des femmes relais, l'utilisation du passé ainsi que celui du présent narratif prédominent, car ils sont le reflet de la narration effectuée par les femmes relais.

Dans ce chapitre, j'analyse les parcours de vie de Germaine et de Françoise qui ont intégré l'association A' grâce à leur « *connaissance intime de la maladie* » (Ferrand-Bechmann, 2014).

---

[63] Déjà dès le 18e siècle, des écrivains tels Goethe et Rousseau trouvèrent dans le récit un moyen d'opérer une rétrospection sur leur histoire de vie notamment sur la maladie. Mathieu Gonod (2015) analyse que « *dans leurs autobiographies, les deux auteurs font une place au récit de leurs maladies, et l'un comme l'autre se présentent d'abord comme les meilleurs lecteurs et narrateurs de leur maladie. Elle est l'occasion d'une singularisation du sujet à la fois par l'expérience qu'il a vécue, mais également par la façon dont il la raconte* ».

[64] La « *Thick description* » est un concept de description dense qu'on doit à l'anthropologue américain Clifford Geertz (1998). Il s'agit d'opérer une symbiose entre une description des récits de vie et leur interprétation.

5.1. Germaine : une expertise en construction

Germaine est une femme relais qui a décidé de démissionner du groupe de femmes relais de l'association A'. Lors de la prise de contact avec Germaine, qui a pu se faire grâce à la responsable de l'association, l'entretien devait se dérouler dans le local de l'association. Cependant, Germaine a jugé utile de m'inviter chez elle afin de mener l'entretien dans son salon. Elle ne voulait peut-être pas revoir les autres membres de l'association ou la responsable de l'association. Son appartement est situé au 3e étage dans l'une des tours (HLM) rénovées de son territoire. Dans son grand salon décoré, se trouve une table autour de laquelle Germaine était déjà installée et m'attendait.

Originaire d'une commune située dans le nord-ouest de la ville A, Germaine est âgée de 58 ans, et est l'avant-dernière d'une fratrie de 8 enfants. Ses parents se sont mariés à l'Église catholique. Son père était chef cuisinier et sa mère femme au foyer. Comme le disait Germaine, « avec 8 enfants, pas le temps de travailler ». Le couple avait acheté une grande maison. Les enfants étaient répartis dans 3 chambres et les parents dans une autre.

Germaine a fait toute sa scolarité dans sa ville de naissance, sauf la sixième qu'elle a faite dans une commune voisine, la sienne ne disposant pas d'un collège à cette époque. Comme diplômes, Germaine dispose du CEP ainsi que d'un diplôme d'auxiliaire de vie. Elle a arrêté l'école à 15 ans et demi. La raison avancée est son désamour pour l'école. Suite à l'arrêt de sa scolarité, Germaine a travaillé comme vendeuse dans une armurerie. Ensuite, elle a été caissière dans une poissonnerie. Durant cette période, elle fit la connaissance de son mari. Les deux amoureux se tournent alors vers la gestion d'une coopérative pendant 10 ans.

Germaine avait deux sœurs et cinq frères, dont un décédé. L'un des quatre frères est en situation de handicap. Ses frères et sœurs se sont installés dans leur commune de naissance, sauf le

frère en situation de handicap qui est également installé dans la même ville qu'elle. Ce dernier était sous tutelle et bénéficiait du suivi de leur mère. À la mort de celle-ci, c'est Germaine qui a pris le relais et est devenue tutrice de son frère.
Germaine dit avoir été élevée dans « *la politesse, la droiture* » :

> « [...] *Je veux dire je n'ai pas eu d'enfance difficile quoi on a eu vraiment de bons parents, je vous dis on a été élevés dans la politesse déjà, ça, c'est très important, dans la droiture et dans le courage surtout* [...] *il disait déjà bon à sortir moins à travailler* ».

Pendant leur enfance, les frères et sœurs n'allaient pas en vacances « *à l'extérieur* ». Comme distraction, ils allaient à la plage qui était située à quelques kilomètres de la maison, et jouaient dans la rue. Ils ne pensaient pas sortir de ce cadre « *heureux* ».

Pour Germaine, l'une des valeurs essentielles dans l'éducation est le travail. Comme elle le dit, « *on a tous un métier, il* [en parlant de son père] *nous a tous mis un métier dans les mains* ». Germaine voyait donc en l'acquisition d'un métier, le signe d'une bonne éducation parentale. Sa mère était fille unique. Son père quant à lui avait 4 frères et 3 sœurs.

Mariée à la fin des années 70, Germaine a aménagé dans la ville A en 1980. Il s'agit ici de la première bifurcation[65] identifiée dans le parcours de vie raconté. En effet, son mariage qui constitue une imprévisibilité faible a conduit à un déménagement du couple sur le territoire A. Dans un premier temps, le couple s'est installé dans un quartier situé dans le secteur nord de la ville A. Ils ont eu 3 garçons. Le premier est

---

[65] Cette découpe des tranches de vie en bifurcations est loin d'être impartiale. Étant donné que je n'ai pas demandé aux enquêtées d'effectuer cette découpe, elle a été réalisée avec un parti pris à partir des données récoltées lors de l'entretien. Si les femmes devaient aborder les différentes bifurcations de leur vie, elles ne le verraient peut-être pas de cette manière. L'objectif ici est de comprendre approximativement à partir des données présentées et recueillies, les différentes étapes qui ont jalonné leur vie et les ont conduites à s'engager dans l'association A'.

cuisinier, marié et a deux enfants, le deuxième travaille dans un magasin d'articles de fête, il est célibataire avec un enfant. Quant au troisième, il était gérant de camping et est au chômage depuis peu. Lors de notre entretien, Germaine insiste beaucoup sur la valeur travail. Le travail qui pour elle, est une valeur essentielle. Elle se sent obligée de préciser que son troisième enfant n'est au chômage que depuis peu de temps. Tout comme son père leur a « mis un travail dans leurs mains », Germaine dit qu'elle a aussi poursuivi « cette obligation » en mettant un travail dans les mains de ses enfants.

Figure 9

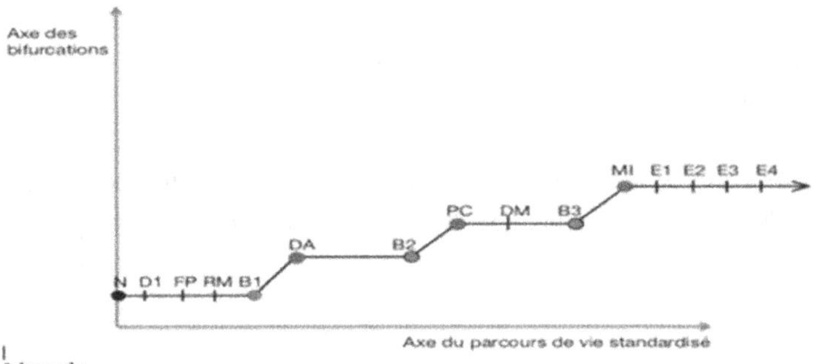

Légende

N : Naissance
D1 : Premier diplôme (CEP)
FP : formation Professionnelle
RM : Rencontre avec son Mari
B1 : Première bifurcation (mariage)
DA : Déménagement sur le territoire A
B2 : Deuxième bifurcation (Décès de son père)
PC : Prise en Charge de sa mère
DM : Décès de sa Mère
B3 : Troisième bifurcation (cancer du sein)
MI : Mise en Invalidité
E1 : Premier engagement (CSC du quartier)
E2 : Deuxième engagement (engagement association A)
E3 : Troisième engagement (engagement dans une association de retraités)
E4 : Quatrième engagement (engagement dans une maison de retraite)

<u>**Schéma du récit de vie de Germaine**</u>

Germaine perdit son père lorsqu'elle rencontra son mari. On peut identifier la perte de son père comme étant le deuxième tournant dans la vie de la femme. À la mort de celui-ci, Germaine s'est occupée de sa mère. Le décès imprévisible de son père a donc amené Germaine à s'occuper de sa mère. Cet acte, qui constitue une irréversibilité faible[66], est un choix éclairé de la femme. En effet, Germaine aurait pu ne pas s'occuper de sa mère, étant donné que pour cela, elle devait faire plus de 150 km par jour pour se rendre chez elle, alors que ses frères et sœurs habitaient dans la même ville que leur mère. Elle aurait pu déléguer ce suivi à ses frères et sœurs qui étaient plus proches géographiquement de leur mère. Je peux donc affirmer que le décès de son père a constitué une bifurcation dans la vie de la jeune femme, étant donné que pour cela il a fallu qu'elle mobilise des ressources financières et sociales pour s'occuper de sa mère jusqu'à son décès. Ce nouveau décès constitue un autre tournant dans la vie de Germaine, même s'il ne l'a pas conduit à une réorientation de son parcours de vie. Je serais tenté d'affirmer que ce tournant l'a repositionné sur l'ancienne voie qui précédait la dernière bifurcation (le décès de son père), car, suite au décès irréversible de sa mère, Germaine a cessé de faire les trajets quotidiens pour s'occuper de celle-ci. Pour autant, la notion d'irréversibilité implique que déconstruire ce qui a été construit, ou défaire ce qui a été fait n'est pas revenir au point de départ (Grossetti 2009, p. 150). Cela ne peut donc signifier un retour vers l'ancienne voie précédant la dernière bifurcation.

Germaine s'étant occupée toute seule de sa mère lorsqu'elle était malade, celle-ci l'a favorisée dans son testament. Ses frères et sœurs ne voyaient pas cela d'un bon œil : « [...] *donc, elle m'avait favorisée, puis au début c'était bien parce qu'ils trouvaient que c'était normal* [...]. *Après, quand les chiffres ont parlé, ils ont vu l'argent, ça n'allait plus là, là celui avec qui j'ai de bonnes relations, c'est avec mon dernier frère* ».

Pour cette rencontre qui s'est déroulée à son domicile, Germaine s'est préparée, car elle avait à côté d'elle, un cartable qui contenait différents documents qui retracent son passage dans l'association A'. Actuellement, elle ne fait plus partie de

[66] Pour la question des imprévisibilités et des irréversibilités, voir : Grossetti et al., *Les sciences sociales face aux ruptures et à l'événement*, La Découverte, 2009.

l'association, car elle a préféré démissionner en 2016 plutôt que de continuer à s'investir dans « *une association* » qui manque de moyens matériels et ne disposerait pas d'une politique claire et efficace[67]. Germaine a toujours su s'impliquer dans sa fonction de femme relais, car elle n'a « *jamais manqué une réunion* ».

En tant que femme relais, Germaine a réalisé les permanences dans les pharmacies, dans les MSAP, auprès d'autres associations et essayait de participer à des manifestations d'octobre rose auxquelles l'association était conviée.

5.1.1. La santé comme expérience de la maladie

Germaine a eu un cancer du sein qui s'est déclaré à l'âge de 45 ans. Durant cette époque, elle était auxiliaire de vie pour personnes âgées à domicile depuis 7 ans. Un jour, lors de son intervention à domicile, une dame âgée attire l'attention de Germaine sur une boule qui la dérangeait au niveau du sein. Germaine exhorta la dame à consulter un médecin afin d'en connaitre l'origine. Quelques jours plus tard, cette femme porta à l'attention de Germaine qu'il s'agissait d'un cancer du sein et qu'elle allait se faire opérer.

Un mois plus tard, lorsqu'elle était en vacances, Germaine commença à sentir des douleurs « *comme de petits coups d'électricité* » dans son sein. Cette douleur révéla l'existence d'une petite boule au niveau de son sein. À ce moment, Germaine n'a pas voulu affoler sa famille en lui révélant cet inconfort dont elle était victime. Une fois rentrée des vacances, Germaine informa son mari qui, après avoir vérifié l'emplacement de la boule, exhorta sa femme à consulter un médecin. Après avoir consulté son médecin généraliste, ce dernier l'orienta pour la réalisation d'examens complémentaires : mammographie, ponction mammaire et échographie. Le résultat fut sans appel : il s'agissait bel et bien d'un cancer du sein.

---

[67] Cette affirmation n'a pas vocation à porter un jugement sur la méthodologie d'intervention de l'association A', mais à révéler l'état d'esprit d'une femme relais qui a démissionné pour des raisons avancées comme telles.

La première réaction de Germaine a été de fuir comme si elle pouvait encore échapper au cancer. Elle se rappellera toujours de cette phrase qu'elle a dite à son mari : « *bon ça y est, j'ai un cancer* ». Cette phrase est sortie de la bouche de Germaine comme si elle était en attente du cancer du sein et que ce moment fatidique était l'aboutissement de cette attente.

L'apparition de ce cancer peut être identifiée comme étant la troisième bifurcation dans la vie de Germaine. Cette imprévisibilité forte a conduit à une irréversibilité forte. En effet, suite à son cancer, Germaine a été mise en invalidité, même si le fait de ne plus pouvoir travailler a été la chose la plus complexe à appréhender. « [...] *Je ne l'ai pas bien prise hein, c'est dur hein, 45 ans et arrêter de travailler c'est dur, oh là c'était dur, je l'ai mal pris* [...] » ; même si elle sentait qu'elle n'aurait plus été capable de s'occuper des personnes âgées à domicile. Elle dit à ce propos :

> « [...] *entendre les personnes âgées qui se plaignent pour une constipation ou des petites choses comme ça, moi qui venais de passer un cancer, je crois que je n'aurais pas supporté, tu vois, moralement je n'étais pas prête quoi et encore moins physiquement* ».

Soulignons que, huit mois avant la découverte de son cancer, Germaine avait réalisé un dépistage qui n'avait révélé aucune anomalie. Germaine n'évoque pas cet élément lors des actions de sensibilisation. Elle aurait instauré une forme d'autocensure qui ne révèle pas toutes les parts d'ombre de la découverte de sa maladie. Elle qualifie cela d'indispensable à une bonne sensibilisation. Elle n'expose son expérience d'ancienne malade, que lorsque les femmes avancent comme argument la peur de la mort une fois le cancer découvert. Elle se prend en exemple en indiquant être la preuve vivante qu'on peut guérir d'un cancer. « *J'ai parlé de mon expérience à des gens parce que je sentais que j'étais obligée, que c'était au bout* ».

Une fois son cancer diagnostiqué, Germaine dit avoir « *beaucoup étudié là-dessus* » en essayant de comprendre les causes de l'apparition de son cancer :

« […] *Quand j'étais en chimio, comme je te dis, moi j'aime bien parler et je suis curieuse de nature, j'aime bien savoir, j'ai posé de petites questions aux gens et je me suis aperçue et ça j'y crois, des personnes qui ont eu des chocs, et moi j'ai eu un gros choc, quand maman est tombée gravement malade* […] *moi j'en ai déjà discuté avec des gynécologues et tout, j'ai dit moi je suis persuadée, ce n'est pas 100 %, mais c'est une certaine cause, bon après t'as le tabac, t'as l'obésité, t'as pas mal de choses, mais ça a été reconnu quand même hein, il y a des moments t'as des petits paragraphes et ils disent à la suite d'un choc tu peux l'avoir, ça se réveille en quelque sorte, de toute façon, on dit bien un cancer c'est là, tout le monde l'a et un jour ça se réveille* […] ».

Galien de Pergame, un médecin grec de l'Antiquité (129-199) croyait que les femmes mélancoliques couraient plus de risque d'avoir un cancer du sein que les femmes enjouées (Yalom et al, 2010, p. 293). Pour Germaine, le choc traumatique comme élément déclencheur était la cause de l'apparition de son cancer. Quelques études ont essayé d'établir le lien entre facteurs psychiques et l'apparition du cancer (Fischer, 2013). En 1890, le docteur Snow, réalise au London Cancer Hôpital une enquête statistique pour évaluer la relation entre facteurs émotionnels et l'apparition du cancer chez certains de ses patients (*ibid*). Sur 250 malades étudiés, il observe que 156 ont été marqués par la mort d'un proche et 32 étaient surchargés par le travail. Seuls 19 d'entre eux ne faisaient mention d'aucun problème psychologique. Au regard de son étude, le docteur Snow a affirmé que la probabilité du lien entre apparition du cancer et les problèmes psychologiques était très forte (*ibid*).

En 1926, Elida Evans, psychothérapeute américaine réalise l'une des premières études spécifiquement psychologiques sur 100 malades atteints du cancer. Elle a pu établir une relation entre les problèmes psychologiques rencontrés par ces malades au cours de leur vie et l'apparition du cancer (*ibid*). En 1980 toujours aux États-Unis, Bahnson, professeur de psychiatrie à l'université de Philadelphie, a effectué des études prospectives qui ont permis d'établir une relation entre histoire de vie et apparition de cancers. Il tire la conclusion que les patients ayant le sentiment d'avoir manqué d'amour familial durant leur enfance développaient un terrain psychologique à risque pouvant conduire à l'apparition d'un cancer à un moment décisif de leur vie (*ibid*).

Cette théorie qu'on qualifie de psychogenèse hormonale (Sarradon-Eck, 2004), défend que la maladie est due à une rétention d'humeurs nocives ou trop abondantes : « *Les coups, les traumatismes, sont souvent évoqués comme une cause de cancer (Gregg et Curry, 1994), surtout pour le cancer du sein en raison des hématomes perçus comme du « mauvais qui tourne en cancer* » *(Saillant, 1988).*

N'ayant pas encore prouvé sa scientificité, cette théorie reste toutefois répandue chez les profanes (Sarradon-Eck, 2004). Les informations circulant davantage de profanes à profanes que d'experts à profanes, cette théorie semble s'être cristallisée dans l'inconscient collectif.

5.1.2. L'engagement associatif comme stratégie de « don »

Germaine a commencé son engagement associatif avec le centre social et culturel (CSC) de son territoire. Devant les limites de son engagement elle a cherché à se réorienter vers d'autres associations dans les lesquelles elle pouvait apporter quelque chose :

> « [...] *je suis une personne qui a besoin de donner, j'ai besoin de rencontrer beaucoup de monde et puis surtout de donner* [...] *j'ai un bon mari, j'ai eu de bons enfants, j'ai une bonne jeunesse, pas de souci quoi, je n'ai pas besoin de recevoir, j'ai besoin de donner* [...] *pendant que je me suis intéressée aux associations, j'ai fait connaissance avec* [Françoise] *on a commencé à la CAF, mais ça ne me plaisait pas beaucoup parce que moi je recevais, mais je ne donnais pas donc ça ne m'intéressait pas trop* [...] ».

Si Germaine s'est intéressée à l'association A', c'était dans l'objectif de donner de son temps, de partager son parcours d'ancienne malade, de se constituer en tant que pair par rapport à celles qui en ont besoin. Elle a intégré l'association en 2007 au même moment que Françoise, soit deux ans après son cancer. Elle le raconte dans ces termes : « *j'avais eu le cancer, j'ai dit pourquoi pas avec mon expérience ça me plairait de pouvoir partager mon vécu et c'est comme ça que c'est parti* ». Ce partage d'expérience peut être perçu comme le don de son vécu, de sa « *connaissance intime de la maladie* » (Ferrand-Bechmann, 2014) pour les femmes éloignées des messages de sensibilisation.

Bien qu'elle ne fasse pas partie des comédiennes de « la pièce de théâtre » mise en place pour sensibiliser les populations, Germaine a participé, dès son arrivée dans l'association en tant que comédienne à la mise en place d'une saynète pour une sensibilisation au sein de l'association.

Germaine s'est retirée du groupe de femmes relais de l'association A' « *pour des raisons personnelles* ». Parallèlement, elle était aussi en recherche d'une démarche d'innovation afin de procéder autrement pour la sensibilisation au DOCS auprès des publics. Selon elle, les permanences étaient arrivées à un point de rupture :

> « [...] *On en a déjà discuté, elles savent mes envies, moi les SPQ*[68] *pour moi ça ne représentait absolument rien, c'était du temps perdu, de toute façon si* [Françoise] *avait été honnête elle vous l'aurait dit, moi je ne suis pas pour ça, du tout* [...] *bah ce n'était pas très possible quoi. Même là moi je le dis à* [le nom de la responsable de l'association], *on s'endort là, ce n'est plus bon, là on s'endort carrément, elle le sait, je l'ai déjà dit 2-3 fois dans les réunions, là pour moi*

[68] Les SPQ (service public de quartier) sont maintenant appelés les maisons de services au public (MSAP).

personnellement, il faut que ça bouge, je fais autre chose que de (inaudible) ça ne sert plus à grand-chose [...] ».

En parlant des maisons de services au public (MSAP), Germaine estime que le groupe de femmes relais peine à rencontrer du monde. Cet extrait d'entretien résume parfaitement la personnalité de Germaine qui place la valeur travail au centre de ses aspirations. Elle dit perdre son temps en participant aux permanences dans les MSAP. Elle avait l'impression qu'elle ne pouvait rien « donner » si elle ne rencontrait pas du monde.

À côté de cet engagement associatif, Germaine était aussi bénévole dans une maison de retraite non loin de son territoire. Elle fait également partie d'une association qui intervient à domicile auprès de jeunes retraités pour mener des activités avec ces derniers.

L'analyse du récit de vie de Germaine révèle deux principales thématiques. Il s'agit de la maladie cancéreuse et de la famille. Le champ lexical de la maladie est utilisé pour raconter la découverte de son cancer ainsi que le cheminement effectué pendant la maladie. Germaine se raconte par le prisme de la maladie et se sert de son récit de vie comme une vertu thérapeutique (Correira-Poncelet, 2004) pour faire résilience.

Quant à la famille, elle constitue la deuxième thématique récurrente. Comme elle l'explique, ses enfants ainsi que son mari ont été d'un soutien indéfectible pendant sa maladie. L'engagement de Germaine se fait ainsi grâce au champ lexical de la maladie qui traduit tout son parcours médicalisé, et de la famille qui reste son support.

5.2. Entre bifurcations et adaptations : le parcours de vie de Françoise

Née dans une commune située au nord de la ville A, Françoise, femme de 70 ans, est l'aînée d'une fratrie de 6 enfants. Ses parents se sont connus très jeunes. Pendant la guerre, son père a été enrôlé dans l'armée et a été fait prisonnier en Allemagne pendant 3 ans. À son retour, il épousa sa femme et ouvrit une boutique. Le père de Françoise faisait des tournées de livraison dans son village avec son camion. Françoise n'avait qu'une hâte pendant les vacances, c'était d'accompagner son père faire les tournées.

Françoise s'est beaucoup occupée de ses frères et sœurs. Son rêve d'enfant était de devenir enseignante, mais les différents événements de sa vie l'ont conduite à emprunter un chemin différent.

Très vite, lors de notre entretien, Françoise a souligné le déracinement géographique dont elle a été victime durant toute son enfance. Il s'agit du premier tournant identifié dans le récit de vie raconté par Françoise qui est regroupé sous toute une série de bifurcations qui n'est pas présentée[69]. Comme elle le dit lors de notre entretien, ses parents ont beaucoup déménagé :

> « […] *au bout d'un moment, il a commencé à fatiguer* [sous-entendu à force de faire des tournées de livraison dans le village], *mine de rien c'est dur et un jour, ils nous ont dit qu'on allait changer et qu'on irait à* [ici le nom de la commune de destination] *à 25 bornes, et c'est là pour moi que tout s'est écroulé, bon moi j'étais arrivée là j'avais 6 ans, les copains les copines, le catéchisme, j'aimais la musique* [ici le nom de la commune de naissance] *c'était une ville que j'adorais, il y avait de l'eau, il y avait des bois, on était toujours en groupe avec les copains, les copines, voilà et puis*

[69] Les divers déménagements de la famille ont conduit à des bifurcations. Étant donné que Françoise n'a pas présenté tous ces déménagements, toutes les bifurcations qui en ont découlé n'ont pas été présentées.

> *l'année de mon brevet, ils décident de foutre le camp, punaise ! Je leur en ai voulu, j'ai pleuré, qu'est-ce que j'ai pu pleurer, ça, c'est terrible. Donc on est parti à* [le nom de la commune de destination] *et pour que papa n'ait plus de tournées à faire, donc ils ont changé, ce n'était plus une ruche, c'était une coopérative, mais il n'avait plus de tournées, donc le magasin tournait suffisamment pour faire vivre toute la famille tout en restant sur place. Il était moche ce magasin, il était vieux* ».

On voit que ce déménagement, imprévisible pour Françoise a constitué un tournant important dans la vie de la jeune fille, car suite à cela, elle a perdu ses ami.e.s d'enfance, ce qui l'a conduite à mobiliser d'autres ressources pour y faire face. Elle ne pouvait y opposer aucune résistance :

> « *Mes parents ont beaucoup voyagé, ils ont fait 20 km, 20 km* [...] *parce qu'à chaque fois que tu déménages tu perds tout hein, même si c'est à 20 km tu perds les copains, quand tu es jeune, quand tu es enfant. Adulte encore tu peux prendre ta voiture et retourner en arrière, mais quand tu es gamin, tu suis le mouvement* ».

L'imprévisibilité des situations n'est pas forcément associée à des irréversibilités (Grossetti, 2006). Dans le cas de Françoise, l'imprévisibilité des bifurcations a engendré des irréversibilités dans son parcours de vie. Ainsi, à chaque déménagement, Françoise recomposait sa sphère sociale, c'est-à-dire qu'elle se faisait d'autres ami.e.s, mais les perdait systématiquement à chaque nouveau déménagement. Ces bifurcations systématiques conduisaient inéluctablement à des irréversibilités fortes du fait de son jeune âge. Elle était encore jeune et ne disposait pas de ressources (emploi, voiture, etc..) pour revoir ses ami.e.s.

Le deuxième tournant identifié qui constitue une bifurcation dans la vie de Françoise est une fausse couche survenue à l'âge de 17 ans. Il s'agit ici d'une imprévisibilité forte. Françoise ne pouvait pas prévoir la perte de cette grossesse, quand bien même cette possibilité ferait partie de la contingence liée à une grossesse. Cette imprévisibilité a eu pour conséquence une irréversibilité faible, l'arrêt de sa scolarité. Françoise aurait pu reprendre sa scolarité puisque la directrice de son lycée ne voulait pas qu'elle arrête. Cette bifurcation a conduit la jeune femme dans le monde du travail. Elle trouva un travail de standardiste à La SNCF, mais perdit son travail une fois mariée, car n'étant pas titulaire de son poste. Françoise s'est mariée à 18 ans à un « *Marseillais* » [70] . Son mari ingénieur-son, travaillait à la radio.

Figure 11

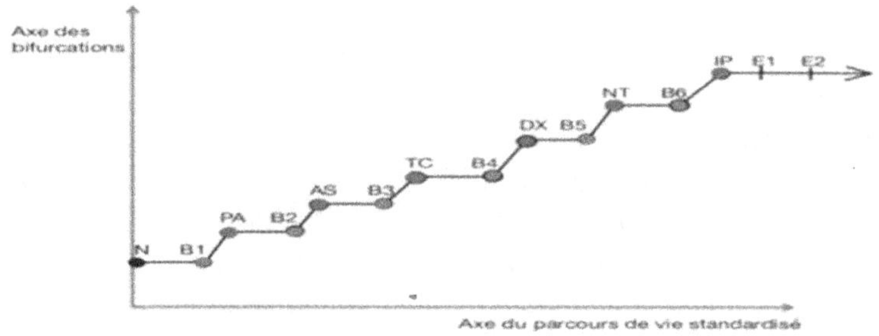

Légende

N : Naissance
B1 : Première bifurcation (Déménagement des parents)
PA : Perte des Ami(e)s (+nouveaux ami(e)s)
B2 : Deuxième bifurcation (fausse couche)
AS : Arrêt de la Scolarité
B3 : Troisième bifurcation (Rencontre d'une cliente)
TC : travail à la Clinique
B4 : Quatrième bifurcation (décès de son père)
DX : Déménagement sur le territoire A
B5 : Cinquième bifurcation (Annonce dans le journal)
NT : Nouveau Travail
B6 : Sixième bifurcation (Licenciement)
IP : Inscription à Pôle emploi
E1 : Premier engagement
E2 : Deuxième engagement (engagement dans une association de retraités)

Schéma du récit de vie de Françoise

Sans activité professionnelle, Françoise aidait ses parents à tenir leur magasin les samedis. C'est donc lors d'un de ces jours de renfort qu'elle fit la connaissance d'une cliente qui travaillait dans une clinique parisienne, qui la mit en relation avec une « *Américaine* » qui faisait le dépistage du cancer du col de l'utérus. Cette femme était à la recherche d'une assistante à former pour l'aider dans son travail. Grâce à la motivation dont

---

[70] Ce terme « *Marseillais* » est utilisé par notre enquêtée pour se distinguer de l'origine de son mari. Françoise se revendiquant davantage de sa région d'appartenance (la région d'enquête).

elle a su faire preuve, Françoise a obtenu ce poste d'assistante chez cette laborantine parisienne. Il s'agit d'une nouvelle bifurcation dans la vie de Françoise. Cette situation représente une imprévisibilité faible, étant donné que Françoise recherchait une activité professionnelle. Ses missions consistaient à effectuer des prélèvements, saisir les résultats et distribuer les comptes rendus de réunion. Après avoir travaillé pendant près de 5 ans, Françoise finit par abandonner son travail et ouvrit avec son mari une boutique de dépannage radio-électroménager. Les horaires souples de son mari lui ont permis de se consacrer en partie à ce travail. La boutique connut un tel succès que le travail devenait éprouvant. Le couple finit par embaucher un employé pour les assister dans la gestion de la boutique.

Cependant, un événement tragique vint briser la quiétude familiale. Il s'agit du décès du père de Françoise au bout de 6 mois d'hospitalisation suite à un accident de la route. Cet épisode a été très douloureux pour Françoise.

À ce moment, le couple habitait une autre région et avait pour projet de déménager, mais, suite au décès du père de Françoise, ils déménagèrent dans la ville A, afin de se rapprocher de la mère de Françoise. Il s'agit ici d'une nouvelle bifurcation qui nait d'une imprévisibilité faible : le décès du père de Françoise. Cette situation a conduit à une irréversibilité forte : le recueil de la mère de Françoise chez eux pendant un an. La difficulté de s'occuper du magasin familial a conduit Françoise à le vendre.

Entre-temps, Françoise avait repris son ancien travail au laboratoire, sa remplaçante ayant abandonné son poste. À la fin de ce remplacement, le couple déménagea à quelques dizaines de kilomètres de la ville A.

Françoise voulant renouer avec le monde de travail passa une annonce dans le journal de sa ville, deux jours plus tard, elle passa un entretien afin d'intégrer une maternité dans la ville A. Ici, nous avons une nouvelle bifurcation professionnelle.

10 ans après son mariage, Françoise tomba enceinte et eut une fille. Une tante qui habitait près de Françoise lui proposa de l'aider à garder sa fille étant donné que Françoise n'avait pas de nourrice. Une nouvelle opportunité vint mettre fin à ce va-et-vient complexe entre la maison de Françoise, son lieu de travail et la maison de sa tante. En effet, lors d'une visite médicale dans sa commune, Françoise fit la connaissance d'un médecin qui était à la recherche d'une secrétaire médicale. Cette dernière, étant déjà expérimentée dans le secteur sanitaire, finit par accepter cette proposition au bout de 6 mois, même si elle aimait bien son travail à la maternité. L'objectif recherché en acceptant cette proposition était de se rapprocher de sa fille. Nous sommes ici dans une imprévisibilité faible qui a conduit à une irréversibilité forte. Quand bien même Françoise ne serait pas à la recherche d'un nouveau travail, cette situation lui a permis de se rapprocher davantage de sa fille, car elle la voyait très peu.

Françoise travailla pendant près de 15 ans chez ce médecin et s'entendait bien avec lui. Au bout de 15 ans, le médecin s'associe avec une consœur. Cette association conduira au licenciement de Françoise, après des années de bons et loyaux services, pour abus de confiance. D'après les dires de Françoise, la nouvelle venue était opposée à son évolution de carrière et voulait de nouvelles bases de recrutement. Françoise allait perdre ses anciennetés de travail, voir son salaire baisser et perdre des avantages liés à son poste. Cette proposition rejetée, ses employeurs auraient mis en place un « stratagème » pour l'accuser d'abus de confiance. Virée sans indemnités, du retour de ses vacances, Françoise s'est inscrite à Pôle emploi pour une formation en BEP comptabilité qu'elle a décrochée à 45 ans. Entre-temps, Françoise a eu un autre enfant, un garçon.

Un événement tragique s'est produit dans sa vie. Il s'agit du probable suicide[71] de sa fille, qui a constitué un autre tournant dans sa vie. Elle le raconte brièvement dans ces termes :

---

[71] Probable suicide, car Germaine non plus n'en sait rien, elle émet des hypothèses qui vont dans ce sens.

« il y a une chose très importante dans ma vie que je ne vous ai pas dite, mais qui n'a aucun rapport avec le cancer du sein, en 94, quand je travaillais [ici le nom de la structure]. *Je vous avais dit que j'avais une fille, après 10 ans d'écart avec mon fils qui a, je ne sais pas, sauté de la fenêtre, enfin bref, on habite au 10ᵉ étage et* [elle] *s'est retrouvée au rez-de-chaussée, alors est-ce qu'*[elle] *l'a voulu ? On ne sait pas, mais toujours est-il que je ne le saurai jamais. Évidemment elle est décédée bien entendu* [...] *on venait d'arriver dans cet appartement* ».

Cet évènement, Françoise me l'a raconté à brûle-pourpoint sans s'y attarder, comme si elle cherchait à s'en délester aussitôt les mots prononcés.

5.2.1. La santé comme préoccupation principale

À l'âge de 32 ans, Françoise a eu un soupçon de cancer du sein. Lorsqu'elle travaillait à la maternité, elle était toujours en blouse blanche. Un jour, une collègue remarqua une petite tache au niveau de son sein. Cette dernière lui fit la remarque. Au premier abord, Françoise pensait qu'elle s'était tachée avec du café. Le lendemain matin, à son réveil, elle remarqua à nouveau cette même tache sur sa chemise de nuit, toujours au niveau de son sein. Arrivée au travail, le même phénomène se reproduisit. Elle eut alors l'idée d'appuyer sur le bout de son sein et à sa grande surprise, « *du sang marron* » en sortit.

Travaillant à la maternité, une gynécologue était déjà sur place. L'après-midi même, elle fit une biopsie du sein. Le résultat montra qu'il s'agissait d'un kyste qui s'était créé suite à son accouchement. Quelques années plus tard, son sein saigna à nouveau. Son patron médecin lui conseilla de faire des analyses. Pour ces analyses, les médecins devaient découper une partie de son auréole. Françoise était convaincue d'avoir un cancer du sein. Sa hantise était de se faire enlever le sein. Elle en avait une peur bleue à telle enseigne qu'à son réveil de l'opération, le premier geste qu'elle fit fut de porter ses mains au niveau de son sein afin de savoir s'il était toujours en place. Le sein représente non seulement la féminité et la maternité, mais aussi le signe visible de la maladie lorsqu'on se fait ablater suite à un cancer du sein.

Ce jour, Françoise « échappa »[72] au cancer du sein qui trouva refuge chez ses belles-sœurs. En effet, les deux sœurs de son mari ont eu un cancer du sein qui a abouti à une ablation de leur sein. La première sœur avait tardé avant de consulter son médecin, elle avait un cancer à un stade avancé. Suite à cette découverte, toutes les sœurs de la famille ont fait leur dépistage, l'une d'elles fit sa mammographie à 45 ans, avec un résultat négatif. Malheureusement, 7 mois plus tard, on lui a découvert un cancer invasif du sein. Suite à une mastectomie, cette dernière fit une reconstruction mammaire alors que sa sœur ainée était contre l'idée de se faire reconstruire son sein. D'après Françoise, elle aurait voulu se faire enlever le deuxième sein. La raison avancée est qu'elle craignait d'avoir un autre cancer au sein bien portant. Françoise, elle, aurait voulu que sa belle-sœur se fasse reconstruire son sein, car, « quand le sein est reconstruit, on a l'impression que tout est rentré dans l'ordre ». La sœur jumelle de son ex-mari a également eu un cancer du sein à 59 ans. L'une de ses filles a également eu un cancer du sein à 18 ans. Ici, la question du facteur héréditaire de la maladie semble se profiler.

Actuellement, son ex-mari est hospitalisé à l'hôpital et souffre d'un cancer. Le père de ce dernier est décédé également d'un cancer métastasé qui a commencé par le pancréas.

Françoise ne dispose ni de la CMU ni d'une mutuelle de santé. Elle fait partie des personnes qui se situent à la limite des critères financiers pour en bénéficier. Elle avait adhéré à une mutuelle de santé, mais suite à un problème technique de

---

72 La formulation de cette phrase n'a rien d'extravagant ; elle vise à personnifier le cancer, une maladie qui frappe sans relâche ses victimes. L'une pense en être épargnée, tandis qu'elle se manifeste chez une autre.

prélèvement lié aux nouvelles normes bancaires (en 2011), elle a été radiée de sa mutuelle. À propos du manque de mutuelle, la femme dira elle-même :

> « *Je vis dans la terreur d'un coup dur parce que la mutuelle je sais que c'est important* ».

5.2.2. L'engagement associatif comme stratégie de « survie »

Ayant aménagé dans la ville A vers la fin des années 90, Françoise ne connaissait personne, pas même les associations, car elle travaillait. Je peux affirmer que l'inexistence du capital temps libre a tenu éloignée Françoise du monde associatif.

Au début des années 2000, Françoise avait intégré un groupe de vente à domicile. Une collègue de ce groupe lui parle d'un atelier organisé par la CAF de la ville. À l'époque, il y avait également le « Bus rose » qui circulait dans la ville lors d'Octobre rose. C'est à partir de ce moment que Françoise fit la connaissance de quelques collègues du dispositif femmes-relais de l'association A'. Elle dit qu'elle faisait partie de « *l'équipe de choc du départ* ». Si Françoise s'y est intéressée, c'est parce que, lors des réunions d'information, son docteur faisait partie des intervenants. Françoise a vu en son médecin une personne-ressource et de confiance et, par ce même biais, le sérieux du projet qui allait être mis en place. Comme elle le dit : « *moi du bricolage, je n'aime pas, j'aime les choses qui tiennent la route et ça, c'en était un* ». C'est ainsi qu'elle a intégré l'association A' :

> « [...] *il y a des choses qui sont douloureuses, je refuse de m'arrêter, car si je m'arrête, c'est fini, mais je ne veux pas que ce soit fini, d'abord je ne peux pas m'arrêter, d'abord j'ai perdu ma fille, c'est* [inaudible] *activité aussi bien intellectuelle que pas physique, parce que je n'en suis pas capable, mais pour pas que je sois au point mort, ça ce n'est pas possible je ne peux pas,* [silence] *il faut que je bouge, il faut que j'aie l'esprit occupé en permanence et ma façon à moi de me sauver, c'est de m'occuper des autres* [...] *parce que*

les gens que j'ai autour de moi ne se sont jamais préoccupés de moi [rire nerveux] ».

Françoise fait également partie d'une association de jeunes retraités. Tout comme Germaine, on peut qualifier Françoise de multi-engagée de par ses expériences associatives. C'est ce que Maud Simonet (2010, p. 34) qualifie de « *carrière du bénévole* ». En parlant des évolutions de cette « *carrière* », la chercheuse explique que « *l'entrée dans la première activité de bénévole est souvent suivie d'une implication dans d'autres activités, pas nécessairement dans la même organisation* ». La juxtaposition de ces deux termes : carrière et bénévole ne sont pas un oxymore. Au premier abord, on pourrait penser qu'on ne fait carrière que dans une activité qui procure une subsistance pécuniaire et que le bénévolat n'en fait pas partie. C'est sans oublier que le bénévolat procure d'autres formes de subsistances qui méritent que l'on y fasse carrière afin de capitaliser d'une manière ou d'une autre sur cette richesse. Faire carrière suppose avoir de l'expérience, avoir un réseau de connaissances, et on peut estimer que c'est cette recherche d'expérience, de contacts, de connaissance qui pousse certains adhérents à la multi-adhésion.

Dan Ferrand Bechmann, (2014, p. 57) quant à elle, préfère parler d'inconstance du bénévole. Les termes « *Zapping ou picorage* » utilisés par l'auteure qualifient la capacité d'un bénévole à s'investir dans plusieurs associations de manière intense ou non.

Les multi-adhérents sont des personnes qui s'engagent dans plusieurs associations à la fois. Selon les chiffres de France Bénévolat (2016) en 2010, 6 650 000 personnes se sont engagées dans une association alors que 4 650 000 personnes se sont engagées dans plusieurs associations soit 41 % de tous les engagés. Il est indéniable que le capital temps libre soit suffisant pour qu'une telle réalité subsiste.

Il n'est donc pas rare de croiser des responsables associatifs ou des bénévoles siégeant au conseil d'administration de plusieurs associations. Pour François Héran (1988), la majorité des multi-adhérents sont des hommes surdiplômés. Il explique que la majorité des multi-adhérents se retrouve au sommet du monde associatif. L'âge aussi est un critère important dans le sens ou la majorité des multi-adhérents appartiennent à la classe d'âge des 40-60 ans. S'engager dans plusieurs associations est le signe d'une ouverture d'esprit et d'une grande capacité de mobilisation (Boudet, 2005).

Françoise et Germaine investissent une partie de leur capital temps libre dans d'autres associations. Ce type d'adhésion peut être perçu comme un contre-pouvoir du travailleur bénévole. Ainsi, le travailleur bénévole, à l'inverse du travailleur salarié, peut toujours décider de partir lorsqu'il ne se trouve plus en adéquation avec les valeurs et méthodes de l'association qui l'engage. Maud Simonet (2010) octroie au bénévole cette possibilité de *« voter avec ses pieds »*. L'exemple de Germaine qui a démissionné illustre bien cette thèse. Le parcours des bénévoles peut ainsi aboutir à un désengagement et même à un conflit d'autant que le moteur de régulation qu'est la motivation financière en est manquant (Ferrand Bechmann, 2014). En 2010, 22 % des bénévoles qui ont renoncé à leur engagement avancent comme argument « la déception par rapport à une association » contre 7 % qui ont été déçus des résultats obtenus par leur association (France Bénévolat, 2016). C'est en cela que France Bénévolat reprend les propos de Maud Simonet (2010) en soulignant : qu'« [...] *on est plus exigeant. On veut évaluer les résultats de son investissement ; l'engagement bénévole s'apparente à une entente négociée et mutuellement profitable, et non plus à un discours de sacrifice de temps à sens unique pour les bénévoles* ».

L'analyse du récit de vie de Françoise souligne deux principales thématiques regroupées sous les champs lexicaux de la santé et de la famille. Françoise est la seule femme relais à avoir évolué dans le monde médical. Cela explique la multitude du terme de « médecin » dans son récit de vie, qui et ne saurait être mis en relation avec une « surconsommation » de la santé.

Chapitre 6. L'engagement associatif comme instrument d'intégration sociale

Ce chapitre analyse les récits de vie d'Élisabeth et de Pélagie. Ces femmes relais au premier abord, n'ont aucun rapport à la maladie cancéreuse sauf Pélagie qui a perdu ses deux parents emportés par le cancer. La première raison de l'engagement de Pélagie était de « changer d'air » à un moment où elle disposait d'un capital temps libre suffisant. Quant à Élisabeth, la principale raison de son engagement est la recherche d'une intégration sociale.

6.1. Élisabeth : l'ambivalence dans la socialisation

Née en 1964 dans une commune située au nord-ouest de la ville A, Élisabeth vit actuellement sur le territoire A et a toujours vécu dans le Département. Elle est issue d'une grande famille de 10 enfants, dont 8 frères et une sœur. Son père travaillait dans une usine de machine à laver et sa mère était femme au foyer. Ses parents sont décédés il y a quelques années. L'un de ses frères est né avec un handicap. Il s'agit de son frère jumeau qui « *était agressif* » et dont elle s'occupait. Il est décédé à l'âge de 13 ans. C'était la personne avec laquelle elle s'entendait le mieux.

Le premier tournant identifié dans le parcours de vie d'Élisabeth serait donc le décès de son frère jumeau en situation de handicap. Ce tournant a-t-il eu comme conséquence l'apparition d'une bifurcation ? Le fait est qu'un an après Élisabeth a arrêté sa scolarité pour, dit-elle, « *s'occuper de ses frères et sœurs* ». Ces deux temporalités découlent-elles d'une même origine ? Si oui, cela constituerait la première bifurcation identifiée dans le parcours de la femme, et si non, cela ne resterait qu'une contingence dans le parcours biographique d'Élisabeth, et l'arrêt de la scolarité serait la conséquence d'une autre bifurcation non révélée.

Élisabeth est titulaire du CEP et a fréquenté l'école jusqu'à l'âge de 14 ans. Après avoir arrêté sa scolarité, elle a connu son compagnon qui lui avait commencé à travailler à 15 ans. Actuellement il est en arrêt maladie, proche de la retraite. Il est âgé de 69 ans. Elle vit en concubinage avec ce dernier depuis l'âge de 19 ans et n'a jamais été mariée.

Élisabeth a eu 8 enfants, 3 filles et 5 garçons, dont 2 décédés. Deux de ses filles sont au RSA. Un autre garçon travaille. Élisabeth ne sait pas ce que font ses autres enfants, car elle n'a plus de contact avec eux. Elle a 5 petits-enfants, dont 2 qu'elle élève. Elle dit que sa fille ne s'occupait pas de ses enfants. Cette dernière aimerait les récupérer, mais Élisabeth a intenté une procédure judiciaire pour continuer à garder ses petits-enfants :

> « *Elle veut récupérer, mais ce n'est pas à l'âge de 12 ans*[73] *qu'on s'aperçoit qu'on a une fille, surtout qu'elle a encore un gamin. Moi je ne suis pas d'accord qu'elle le récupère* ».

Élisabeth est pratiquante et assiste à l'office chaque dimanche. Elle a été baptisée avec son frère jumeau lorsqu'ils étaient enfants. Ses autres frères et sœurs ne l'ont pas été, tout comme ses parents qui ne sont pas croyants. Les enfants d'Élisabeth non plus n'ont pas été baptisés, sauf deux de ses enfants, à l'instar d'elle et de son frère jumeau décédé. Élisabeth dit avoir eu des difficultés à trouver des parrains et des marraines étant donné qu'elle ne voulait pas choisir des « *familles étrangères*[74] » comme parrain et marraine. Mais lorsque je demande la raison du baptême de ses deux enfants par rapport aux autres enfants, Élisabeth répond qu'elle savait qu'il y avait « *un souci* » avec l'un d'eux. Elle ajouta : « *je ne voulais pas qu'il parte sans qu'il soit baptisé, il ne serait pas rentré dans l'église* ». Ce dernier, placé en famille d'accueil est décédé à l'âge de 5 ans pour une raison qu'Élisabeth n'a pas voulu aborder dans les détails :

---

[73] Ce n'est pas la fille d'Élisabeth qui a 12 ans, mais sa petite fille.

[74] Ici le groupe de mots « famille étrangère » voudrait simplement signifier, une famille qu'Élisabeth ne connaitrait pas.

« […] *Je devais le récupérer pour qu'il puisse aller en première année de CP avec son frère et le* [ici la date exacte], *ils sont venus chez moi ils ont dit il faut que vous veniez à l'hôpital parce qu'il a un souci avec votre garçon, mais comme il était dans la famille d'accord, ils n'ont pas su* [silence] *moi je suis arrivé là-bas il avait fait des convulsions, c'est tout ce qu'on m'a dit et puis il est tombé dans le coma quoi, mais je n'ai pas fait l'autopsie comme je n'en ai pas voulu c'en est resté là quoi* […] ».

Ce décès que je pourrais qualifier de prévisible[75] n'a pas eu comme conséquence une réorientation du parcours de vie d'Élisabeth. Suite à la mort de cet enfant dans des conditions inexplicables, Élisabeth a tenu à faire annuler l'agrément de la famille d'accueil qui avait en charge son fils :

« […] *C'est une famille d'accueil agréée quoi, ils en avaient des autres, je leur ai dit monsieur je ne vais pas porter plainte, je n'ai rien contre eux, le seul truc que je veux c'est qu'ils* [n'] *exercent plus, donc ils n'ont plus le droit d'exercer, si c'est arrivé à mon fils ça peut arriver à l'enfant d'une autre personne* […] *Il a fallu passer par le tribunal pour qu'ils n'exercent plus, après j'ai reçu un courrier que le souhait que j'avais, a été pris en compte c'est le seul truc que je voulais. Elle me dit, il aurait fallu que je porte plainte, mais ça ne me remmènera pas mon enfant* […] ».

Un autre tournant, qui est celui du décès d'un de ses enfants en 1998, mort à 9 mois d'une méningite, n'a également pas eu comme conséquence une réorientation de son parcours de vie. Élisabeth, grande croyante, vit dans une forme de fatalité où tout ce qui lui arrive serait prédestiné. De ce fait, toute revendication ou remise en question serait malvenue.

[75] Décès prévisible, car Élisabeth, lors de notre entretien a souligné qu'elle savait qu'il y avait un problème avec cet enfant. C'est la raison pour laquelle seul cet enfant a été baptisé au détriment de ses autres enfants.

Élisabeth a également perdu l'un de ses frères dont elle a appris le décès dans un quotidien régional. La compagne de son frère n'aurait pas jugé utile de la prévenir du décès de son conjoint. Comme elle le dit, elle a perdu toutes les personnes avec lesquelles elle se sentait proche :

> « [...] *J'avais mon frère qui est décédé l'année dernière, avec mon frère handicapé j'étais plus proche d'eux, mes plus proches c'étaient mes deux frères, les autres ce n'est pas que je ne m'entendais pas avec eux, mais il y en a je m'entendais plus que d'autres, mais sinon on s'entendait bien hein, aujourd'hui si je les rencontre je m'entendrai surement avec eux* [...] *j'aimerais bien les revoir moi, il n'y a personne qui prend contact avec moi* [...] ».

J'ai pu néanmoins identifier d'autres bifurcations dans le parcours de vie, raconté par Élisabeth. La deuxième est professionnelle. En effet, le rêve de la jeune femme était de travailler dans un hôpital psychiatrique. Cependant, un stage réalisé dans cette structure l'en a dissuadé. Ce stage constitue la bifurcation qui l'a amenée à se détourner du secteur médical, et a eu pour conséquence une réorientation vers un autre secteur d'activité. On peut émettre comme hypothèse que d'autres bifurcations ont dû parsemer son parcours biographique, car, au moment de la rencontre, Élisabeth était au RSA.

Figure 17

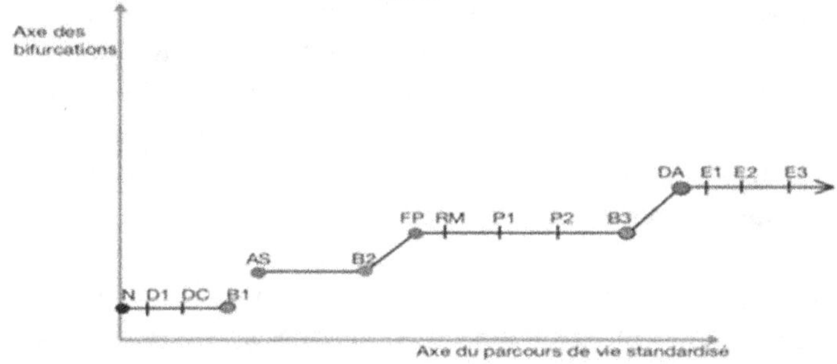

Légende

N : Naissance
D1 : Premier diplôme
DC : décès de son frère jumeau
B1 : Première bifurcation (décès du frère ou autre ??)
AS : Abandon de la Scolarité
B2 : Deuxième bifurcation (Stage effectué en hôpital psy)
FP : Formation Professionnelle
RM : Rencontre de son Mari
P1 : Premier enfant
P2 : Deuxième enfant
B3 : Troisième bifurcation (3ème enfant)
DA : Déménagement sur le territoire A
E1 : Premier engagement (une association humanitaire)
E2 : Deuxième engagement (le CSC du quartier)
E3 : Troisième engagement (Association A)

Schéma du récit de vie d'Élisabeth

Une troisième bifurcation l'a conduite sur le territoire A. En effet, Élisabeth préférait la campagne à la ville, car en campagne, « *personne ne juge personne* ». Cependant, le couple a été obligé de déménager en ville, car leur logement devenait trop petit pour la famille suite à la naissance de leur troisième enfant. Il fallait ainsi mobiliser d'autres ressources et aller vers d'autres contingences afin de répondre à cette bifurcation. Le résultat de cette irréversibilité qu'est leur déménagement a eu pour conséquence *in fine*, l'engagement d'Élisabeth dans une association humanitaire et d'entraide sociale, puis dans le centre social et culturel de son territoire et enfin dans l'association A'.

Actuellement, Élisabeth n'a aucun contact avec ses frères et sœurs. Lorsque je souhaite comprendre les raisons, elle avance comme argument l'inexistence de moyen de locomotion. Ils ne s'appellent pas non plus : « *non non, on n'a pas de communication avec eux, ce n'est pas que je suis mal avec eux hein, c'est que voilà quoi* [silence]… ». Pourtant, les frères et sœurs s'entendaient très bien lorsqu'ils étaient enfants. Ces différents épisodes nous révèlent la typologie d'une famille assez particulière, qui n'entretient aucune relation significative entre ses membres. Ici, je fais l'hypothèse que des bifurcations intrafamiliales[76] ont amené les membres de cette famille à s'isoler les uns des autres. À l'enterrement de son frère, seules Élisabeth ainsi que la famille du défunt étaient présentes ; les autres frères et sœurs n'y étaient pas. On peut supposer qu'ils l'ignoraient surement.

Son conjoint, qu'elle désigne comme « mon mari », est malade et souffre d'« un problème à sa jambe ». Même après de nombreuses analyses, les médecins ne parviennent pas à identifier sa maladie. En 2016, il a perdu ses deux parents à trois jours d'intervalle. D'abord son père, puis sa mère qui était atteinte de la maladie d'Alzheimer et qui était en attente d'intégrer l'hôpital psychiatrique de la ville A. Tout comme la famille d'Élisabeth, la famille de son conjoint n'a aucun contact avec ce dernier. Il est également sans nouvelles des membres de sa famille. Élisabeth estime qu'avec son mari, « [ils n'ont pas] *eu la chance, c'est la vie hein, comme je dis c'est le courant de la vie, après voilà* ».

6.1.1. Le renoncement à la santé comme résistance aux institutions

En ce qui concerne la prise en charge de leur santé, il faut souligner que certaines femmes relais étaient dans une situation de refus du dépistage du cancer du sein, à l'instar des femmes qu'elles essaient de sensibiliser. C'était déjà le cas d'Honorine une femme relais, qui avait avancé comme frein lié au dépistage le manque de temps, même si elle reconnait plus loin que le fait d'avoir été accompagnée par Françoise l'a rassurée.

Élisabeth également ne voulait pas réaliser sa mammographie « *la première fois, je ne voulais pas le faire aussi, c'est* [Françoise] *qui m'a pris mon rendez-vous tout ça, sinon je ne le faisais pas* ». Comme pour le dépistage du cancer du sein,

---

[76] Les bifurcations intrafamiliales peuvent être vues comme des contingences qui ont découlé de différends familiaux et qui ont conduit les membres à s'éloigner les uns des autres.

Élisabeth n'envisage pas de se faire dépister du cancer colorectal, même si elle n'exclut pas de se lancer un jour : « […] *un jour, je vais peut-être me décider hein,* [Françoise] *elle a dit je vais te prendre ton rendez-vous et on ira comme elle l'a fait la première fois, je vais peut-être me décider à y aller hein* ».

Ici, on peut soutenir qu'Élisabeth a besoin de se faire accompagner, qu'on *lui tienne la main* pour la réalisation de ses dépistages. Elle se trouve dans la même situation que les femmes qu'elle sensibilise. On voit ainsi que certaines femmes relais, tout comme les populations qu'elles accompagnent, auraient également besoin d'assistance pour la réalisation de leur dépistage. Élisabeth poursuit en affirmant : « *j'ai encore le temps, je suis têtue, je vais peut-être le demander à l'hôpital et mon médecin va me le faire* ». De cet extrait d'entretien, s'amorcent deux informations. La première : Élisabeth, en estimant disposer encore de temps pour son dépistage, souligne son caractère entêté. C'est comme si elle engageait un bras de fer contre l'institution médicale qui cherche à contrôler son corps par la bio-politique. La deuxième information concerne son médecin traitant. Élisabeth a confiance en son médecin traitant et préfère que ce soit ce dernier qui lui fasse le dépistage plutôt qu'une autre personne. « […] *une dame du CSC* [centre social et culturel] *m'avait pris rendez-vous pour le faire à l'hôpital, je ne suis pas allée, j'ai dit j'étais malade, pourtant je la connais* ». Ici, le médecin est perçu comme le professionnel de confiance. On peut donc affirmer que certaines femmes iraient faire leur dépistage si :

1 - C'est leur médecin qui s'en chargeait,

2 - Si elles se font accompagner par une personne de confiance (une bénévole par exemple).

Par rapport à cela, Élisabeth ajouta :

> « […] *L'autre dame qui m'a pris rendez-vous je l'ai revue en début du mois elle m'a dit je t'attends toujours j'ai dit non, elle dit je ne vois pas le frein qui t'empêche de venir j'ai dit oui, mais je ne sais pas* [silence] […] *elle me dit le jour que tu veux venir tu viens, j'ai dit oui,*

mais il faut que ça soit toi et pas quelqu'un d'autre […] ».

La troisième condition qui ferait intégrer certaines femmes dans le processus de dépistage est une accumulation des précédentes conditions à savoir : être accompagnée par une personne de confiance pour réaliser leur dépistage chez leur médecin[77].

Actuellement, Élisabeth souffre d'une maladie chronique, ce qui l'a conduite à l'hôpital où elle a été hospitalisée. À sa sortie d'hôpital, un régime alimentaire lui a été imposé. À ses problèmes de santé, s'ajoute un problème cardiaque qui l'oblige à mettre un Holter tous les mois afin de contrôler les battements de son cœur. Ses problèmes de santé l'obligent à voir un médecin toutes les semaines. Ces prises en charge se font grâce à sa CMU.

6.1.2. Un engagement par défaut : vers une recherche de socialisation

Chez elle, Élisabeth ne sortait presque jamais. Une fois de plus, on peut se rendre compte de l'isolement dans lequel vit la femme-relais. Un jour, elle rencontra « *des gens* » qui l'exhortaient à sortir de chez elle. C'est à ce moment-là qu'elle a rejoint une association humanitaire et d'entraide sociale située à proximité de chez elle, puis le centre social culturel (CSC) du territoire A. En 2010, pendant le mois d'Octobre rose, Élisabeth a découvert les actions mises en place sur son territoire. Sur les conseils de la responsable de l'association A', qui intervenait au centre social et culturel du territoire, Élisabeth intégra le groupe de femmes relais de l'association A'.

Le centre social culturel du territoire A ainsi que l'association A' sont ici des vecteurs d'intégration sociale. Grâce aux différentes associations qu'elle a fréquentées, Élisabeth a pu sortir de chez elle et s'est familiarisée avec d'autres personnes.

---

[77] Si le médecin réalisait ce type de dépistage, comme cela se fait pour le dépistage du cancer colorectal.

Elle dit à ce propos « […] *j'ai rencontré le bus rose en 2010 et c'est là que* [le nom de l'ancienne directrice de l'association A'] *m'a dit viens voir tu vas aimer et de là, depuis 2010, je suis, j'ai intégré le groupe, sinon je ne sortais jamais* ».

Son implication dans le groupe des femmes relais de l'association A' se traduit par la tenue des permanences en pharmacies et en MSAP. Elle fait également partie des comédiennes de la pièce de théâtre. Même si Élisabeth remet en question les permanences effectuées à la MSAP pour cause de manque de public, elle préfère continuer à s'investir dans l'association, car cela lui permet de sortir de chez elle.

> « […] *sinon ça se passe bien depuis le temps que j'y suis hein je n'ai jamais eu de problème, puis ça me plait et ça m'évite de rester chez moi, franchement si je reste chez moi* [Silence] ».

La thématique familiale reste le centre du récit de vie d'Élisabeth et emprunte deux directions. La première, qui concerne ses « enfants », occupe une place plus importante que la deuxième, dévolue à la grande « famille ». Étant en froid avec les autres membres de sa famille, Élisabeth accorde plus de place à ses enfants, en tout cas ceux avec lesquels elle a toujours des relations. L'engagement associatif d'Élisabeth peut ainsi être vu comme une réponse (Hamidi, 2002) à sa situation de désaffiliation sociale. S'engager c'est sortir de l'anonymat, passer de l'individuel pour intégrer un collectif.

La deuxième thématique qui apparait dans le discours de la femme est celle du malheur que la femme relais met en relation à la croyance. Cela montre l'importance que peut avoir la religion dans la vie d'Élisabeth. Beaucoup de « non-dits » et de « silence » jalonnent l'entretien effectué avec Élisabeth.

6.2. Pélagie ou le refus de la reproduction familiale

Pélagie est la première femme relais de l'association A' que j'ai rencontrée pour un entretien. Pélagie est une femme assez discrète de 58 ans. Elle est la benjamine d'une fratrie de 9 enfants, elle est née dans la ville A. Ses parents se sont rencontrés lors d'une représentation de cirque. La mère de Pélagie a été « *abandonnée* » à la naissance, ce qui semble avoir eu des impacts sur l'éducation qu'elle a inculquée à ses enfants. « *La famille, c'était sacrée* ». Quant au père de Pélagie, c'était « un bon vivant », un peu sévère, mais proche de ses enfants. Il était électricien et sa femme mère au foyer.

Pélagie a eu cinq enfants deux filles et trois garçons. L'ainé travaille dans un magasin de jeux et de jouets, le deuxième est conducteur de car, la troisième, une fille, est femme au foyer, le quatrième est plombier et la dernière fait des études de chimie-biologie à l'université.

Pélagie a suivi une scolarité jusqu'en 4eme car elle a été enceinte très tôt de son premier ami. Mariée avec le père de ses quatre autres enfants, Pélagie a divorcé il y a 2 ans du fait des problèmes d'addiction de son mari. Au moment de l'entretien, elle vivait en concubinage avec son conjoint qui est boulanger.

Pélagie a fait une formation d'auxiliaire de vie en 1997, car elle aime le contact avec les personnes âgées. Elle a travaillé pendant près de 10 ans pour une structure d'aide aux personnes. Elle a voulu passer un diplôme d'aide-soignante qu'elle n'a pas pu décrocher.

La première bifurcation identifiée dans le parcours de vie raconté par Pélagie est celle qui découle du cancer de l'utérus de sa mère. Il s'agit d'une bifurcation active[78].

---

[78] Valentine Hélardot (2009) identifie deux types de bifurcations : la bifurcation active et passive. La bifurcation est active lorsque le sujet décide de rompre avec une situation stable pour s'inscrire dans une autre qui peut être

Figure 19

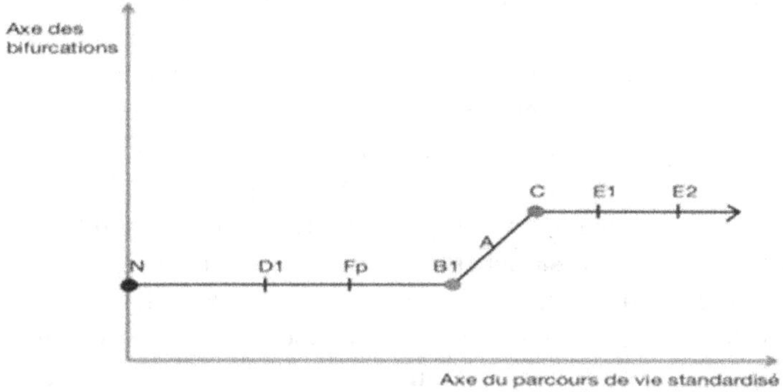

Légende

N : Naissance
D1 : Premier diplôme (CEP)
FP : Formation Professionnelle
B1 : Première bifurcation (Décès de sa mère)

A : Arrêt maladie
C : Chômage volontaire
E1 : Premier engagement (CSC du quartier)
E2 : Deuxième engagement (Association A)

__Schéma du récit de vie de Pélagie__

En effet, suite à la découverte du cancer de sa mère, Pélagie a décidé d'arrêter de travailler pour s'occuper de cette dernière. Cette imprévisibilité forte (le cancer de sa mère) a conduit Pélagie à faire un choix qui aura une incidence sur sa vie professionnelle. Cependant, Pélagie n'a pas voulu reprendre le travail suite au décès de sa mère. Cette imprévisibilité faible[79] qu'est le décès de sa mère a conduit Pélagie à entrer dans une irréversibilité faible. En expliquant qu'une situation de crise pouvait passer d'un type d'imprévisibilité à une autre, Michel Grossetti (2009, p. 148) souligne que l'événement de santé irrigue d'autres sphères d'activités, dont celle du travail. C'est cet évènement de santé (en l'occurrence celui de sa mère) qui a

---

stable ou non. La bifurcation passive (subie) quant à elle, découle d'une situation extérieure sur laquelle le sujet n'a pas la main. Dans tous les cas, le sujet fait face à un champ de contingences qui s'impose à lui et dans lequel il opère des choix. Le champ de contingence peut être vu comme un ensemble d'événements, susceptibles de se produire ou non.

[79] Imprévisibilité faible dans le sens où l'état de santé de sa mère qui se dégradait suite au cancer aurait pu être un signe précurseur de sa mort.

donc conduit Pélagie à prendre du recul par rapport à son travail et s'inscrire dans une irréversibilité faible. Pélagie aurait pu reprendre son travail à la mort de sa mère, mais elle a décidé d'accentuer cette rupture effectuée quelques mois plus tôt afin de la rendre pérenne[80]. Ce choix a été facilité par des craintes liées à son travail. Elle voulait éviter d'être « maltraitante »[81] envers les patients qu'elle accompagne. On peut penser que si l'éventualité des maltraitances n'avait pas existé, Pélagie aurait peut-être reconsidéré cette décision. Cette bifurcation *active* dans le parcours de vie de la femme a ainsi conduit à une recomposition de sa sphère socio-professionnelle. Quand bien même cette bifurcation l'a conduite à une précarité financière, elle lui a permis de s'engager dans une association afin de se « changer les idées » et d'aller vers de nouvelles formes de sociabilité.

Paradoxalement, les éventuels risques de maltraitance qui l'ont confortée dans le choix de ne pas reprendre son travail lui ont permis de disposer d'un capital « temps libre » pour s'engager plus tard.

Les parents de Pélagie se sont toujours investis dans un patronage[82]. Sa mère était activement engagée dans le patronage, et l'association était source de socialisation pour leurs enfants. Pélagie aimait faire de la natation, le moniteur aurait voulu qu'elle s'engage davantage dans la pratique de ce sport, mais ses parents n'étaient pas du même avis.

---

[80] La maladie (chronique) est un désordre dans la biographie de l'individu. Sa découverte peut avoir des effets sur le sujet et apparaître ainsi comme un élément modificateur de son statut socio-économique (Sarradon-Eck, 2004). Cette rupture biographique (Bury, 1982) conduit ainsi l'individu à une réorientation de son parcours de vie.

[81] Les maltraitances dont parle Pélagie ici peuvent être vues comme des négligences passives de la part des auxiliaires de vie, qui disposent de peu de temps pour faire la toilette et préparer le petit déjeuner des personnes âgées dépendantes qu'elles accompagnent au domicile.

[82] Les patronages sont généralement des associations ayant pour objectif de favoriser l'épanouissement individuel et l'engagement collectif en mettant en avant des valeurs socio-éducatives.

Pélagie dit de sa mère, que le fait qu'elle ait été abandonnée à sa naissance a conditionné l'éducation qu'ils ont reçue. Sa mère a été élevée par une femme qu'elle n'appelait jamais « *maman* » et qu'elle « *vouvoyait* ». Pour cette dernière, les femmes devaient se marier, avoir des enfants et s'occuper de leur foyer. Aller travailler était synonyme d'abandon des enfants, raison pour laquelle il fallait rester à la maison. Pélagie a donc dû renoncer à plusieurs de ses rêves d'enfant comme devenir toiletteuse pour chien ou coiffeuse. Pour sa mère, s'il fallait travailler, ce serait à l'usine comme ses frères et sœurs. Les objectifs personnels et professionnels étaient relégués au second rang. Nous avons donc une injonction sociale qui s'imposait au reste de la fratrie, même si par la suite certains se sont orientés vers d'autres métiers comme la menuiserie, les bâtiments et travaux publics ou le travail d'auxiliaire de vie à domicile.

Contrairement à ses parents, et surtout à sa mère qui était très directive, Pélagie a essayé tant bien que mal de répondre aux projets d'avenir de ses enfants. Elle dira : « *j'ai essayé de faire au mieux pour mes enfants* ». Tous ses enfants ont suivi leur voie professionnelle. Pélagie les a toujours poussés dans ce sens, elle dit leur avoir inculqué des valeurs de courage et de ténacité. Pélagie actuellement est en froid avec la plupart de ses frères et sœurs pour des raisons familiales liées au décès de leurs parents. Elle dit se plaindre le moins possible.

Même si elle dispose de la CMU, elle ne consulte le médecin que lorsqu'elle juge cela nécessaire. Cependant, elle est suivie pour de l'hypertension qu'elle a développée pendant ses grossesses. Aujourd'hui, Pélagie fait de la dépression depuis le départ de sa benjamine, qui a quitté le domicile familial pour s'installer avec son copain. Comme elle le dit, c'est sa *benjamine*, celle qui est restée « *trois ans et demi* » avec elle lorsqu'elle a divorcé de son mari. Elle a donc développé un lien d'attachement spécifique avec sa benjamine qui est restée avec elle durant cet événement.

6.2.1. Un rapport familial au cancer

Le père de Pélagie est décédé d'un cancer généralisé qui l'a foudroyé en peu de temps. Sa mère également a été victime d'un cancer du col de l'utérus qui l'a emportée au bout de deux ans. Pendant l'entretien, Pélagie ne s'est pas trop attardée sur les décès de ses parents. Elle semblait un peu sur la défensive. Sa première mammographie a été réalisée à 38 ans suite à des douleurs ressenties dans les seins. Ses parents étant décédés d'un cancer, Pélagie était suivie afin d'éviter tout risque de cancer.

Pélagie fait également de la sensibilisation horizontale auprès de certaines de ses sœurs et cousines. Une de ses sœurs refuse de passer la mammographie, car selon elle « *plus on vous soigne et plus vous êtes malades* ». Le décès de leurs parents du cancer ne facilite pas cette sensibilisation. Comme le dit sa sœur, « *si j'ai quelque chose, ça va faire comme maman, comme papa, comme* [le prénom du mari de sa sœur] *je n'ai pas envie* ». Même si Pélagie essaie tant bien que mal d'avancer des arguments pour obliger ses connaissances à se faire dépister :

> « *je leur dis quand si c'est pris à temps ça peut se soigner, malheureusement maman elle a été prise un peu plus tard* [le nom du mari de la sœur], *il a été pris à temps, mais le cancer il est revenu je ne sais pas, ils pensent que tout le monde s'acharne sur eux quoi, j'ai beau leur dire, malheureusement c'est revenu et ils n'ont pas pu soigner comme il le voulait parce que ça a été trop important, et justement c'est parce que c'est trop tard qu'il faut prendre au début comme ça, c'est tranquille* ».

Pélagie a refait une mammographie pour ses 50 ans et s'apprête à en réaliser une nouvelle pour ses 52 ans.

6.2.2. Un engagement en dents de scie

Le premier engagement associatif de Pélagie a commencé avec le CSC de son quartier où Pélagie intervenait pour accompagner les enfants faire des activités. Elle a intégré l'association A' en

2010, dans une période où elle ne travaillait plus au lendemain du décès de sa mère. Pélagie a intégré l'association par cooptation de Germaine, qui était une amie de sa belle-sœur. Un jour, au cours d'une discussion, Germaine mentionne l'association et invite Pélagie à assister à une réunion des femmes relais, dans l'intention de la « recruter », car, à l'époque, leur nombre était encore limité. Lors de la réunion, elle rencontre l'ancienne directrice de l'association qui lui explique le projet de sensibilisation mise en place par son association. Quand bien même la première raison de son engagement restait la volonté de « *changer d'air* », de faire autre chose, de sortir de son quotidien, elle s'est très vite intéressée à la problématique du cancer :

> « [...] *on a discuté on m'a expliqué et puis j'ai dit oui, et justement c'était la période où je ne travaillais pas, j'avais justement besoin de changer d'air c'est vrai que quelque part je me sentais* [...] *c'est vrai que cancer du sein pour une dame c'est quand même important quoi, alors j'ai dit pourquoi pas* [silence] *c'est ça aussi qui a fait que j'ai dit oui* [silence] ».

Actuellement, son engagement bénévole dans l'association A' se fait en dents de scie à cause d'un manque de temps. En effet, Pélagie s'investit par intermittence du fait de son travail qu'elle a repris par nécessité dans une structure d'aide à domicile :

> « [...] *Après ça fait un an que je ne viens plus, je ne l'ai pas fait parce que j'avais besoin de travailler malheureusement et puis j'avais envie de travailler aussi et c'est vrai que je n'ai pas pu venir aux réunions et fait les permanences parce que mon travail ne le permettait pas beaucoup, mais comme je ne restais pas beaucoup je me suis dit que je reprendrai quand j'aurai fini et comme là j'ai fini je me suis dit coucou je suis là, et je reprends* ».

Étant donné qu'elle enchaine des contrats courts, elle ne dispose pas suffisamment du « capital temps libre » pour s'investir pleinement dans son engagement. Comme intervention avec les femmes relais, Pélagie réalise les permanences en pharmacies, en MSAP et dans les lieux dans lesquels l'association A' est amenée à intervenir. Elle fait également partie des comédiennes de la troupe de théâtre mise en place par l'association. Pélagie préfère la promotion par le théâtre, car le public serait plus enclin à écouter les messages de sensibilisation que dans les pharmacies où elle essuie beaucoup de refus.

En regardant de près le parcours de vie de cette femme relais, on voit qu'il s'inscrit dans une forme d'opposition aux injonctions familiales, surtout celles de sa mère. En effet, contrairement à ses parents, Pélagie a permis à ses enfants de suivre leur voie professionnelle et ne leur a rien imposé. Quand bien même elle serait actuellement au chômage, Pélagie n'a pas fait le choix volontaire d'être une femme au foyer contrairement à sa mère. Ce choix s'est imposé à elle parce qu'elle ne trouvait pas de travail dans son domaine. Et, c'est précisément parce qu'elle a repris un travail que son engagement associatif se fait en dents de scie.

L'analyse du récit de vie de Pélagie identifie le travail qui reste la première thématique abordée, ainsi que le champ lexical de la famille qui vient traduire son engagement associatif.

6.3. L'analyse comparative des parcours de vie : ce que mon engagement dit de ce que je suis

C'est en comparant les parcours de vie qu'on voit apparaitre des récurrences (ou des dissensions) des situations ou des mécanismes sociaux (Bertaux, 2016, p. 97). Quelques remarques émergent donc en ce qui concerne l'analyse comparative des parcours de vie des femmes relais de l'association A'.

Tout d'abord, on observe que toutes les femmes relais de cette association sont issues de milieux populaires. À l'exception de Germaine qui semble disposer de ressources suffisantes, toutes les autres femmes rencontrent des difficultés, ne serait-ce en ce qui concerne l'accès à la santé de manière générale. Cette difficulté d'accès peut être qualifiée de renoncement dans certains cas, notamment avec Élisabeth. Caroline Desprès (2013) distingue deux catégories de renoncement aux soins, le renoncement-barrière et le renoncement-refus. Dans le renoncement barrière, les intéressés qualifient l'acte et la raison du renoncement aux soins. Cette raison est souvent financière et concerne le plus souvent un soin spécifique. L'individu est soumis dans ce cas au poids de déterminants socio-économiques qui l'obligent à renoncer au projet de soins. Quant au renoncement refus, moins empreint à la forme négative, il peut être vu comme une forme d'opposition au système.

Cependant, malgré les différentes difficultés, toutes les femmes relais rencontrées s'inscrivent dans une dynamique d'engagement et de sensibilisation afin de permettre aux différents publics, en l'occurrence les femmes cibles, d'aller vers le DOCS pour la prise en charge de leur santé.

Ensuite, on se rend compte que le Centre Social et Culturel du territoire A, semble être le vivier de recrutement des femmes relais. C'est ainsi qu'Élisabeth, Germaine et Françoise, ont toutes débuté leur engagement avec le CSC du territoire.

D'autre part, nous avons des stratégies d'engagement des femmes relais de l'association A' qui se font par cooptation. C'est ainsi qu'Élisabeth et Pélagie ont intégré l'association grâce à l'intervention de leurs pairs. Les différentes bifurcations (qu'elles aient rapport à la maladie ou non) des femmes relais les ont conduites à s'engager dans l'association A', car, faire ce choix d'engagement constituait l'une des contingences que leur offrait leur parcours de vie.

Enfin, la maladie, qu'elle soit vécue ou subie, constitue une variable (Bertaux, 2016, p. 10) qui a impacté le cours de vie de certaines femmes relais. En effet, à l'exception d'Élisabeth, toutes les autres femmes relais ont composé avec la variable de la maladie cancéreuse de près ou de loin. Cet événement microsocial contingent qu'est la maladie a modifié leur parcours de vie et a conduit certaines à s'engager. Cette expérience de la maladie semble avoir apporté une part d'expertise à certaines femmes qu'on n'hésiterait pas à qualifier de « *patiente experte* » (Grimaldi, 2010). Le patient expert est celui qui a développé une socialisation à la maladie. Jouet et coll. (p. 39 in Sarradon-Eck, 2019) définissent le patient expert comme celui qui est en capacité de « *prendre des décisions dans la gestion de son traitement, travailler en partenariat avec son médecin et autres soignants, et ainsi prendre un plus grand pouvoir sur sa propre vie* ». L'apparition d'une maladie peut ainsi conduire certaines personnes à s'intéresser davantage à celle-ci. Silvia Rossi (2017) affirme que « [...] *les patients sont alors amenés à faire un effort pour comprendre et s'approprier le lexique médical, à devenir en quelque sorte experts de leur maladie* ». Comme l'explique Sarradon-Eck (2019), l'expertise profane repose sur des savoirs expérientiels développés par les patients. C'est ainsi que Germaine a révélé s'être documentée tout au long de son « parcours sanitaire »[83], sur toute une série de thématiques liées au cancer comme les statistiques liées à la mortalité du cancer du sein, l'origine de la maladie et son évolution au fil des années, les éventuels traitements à savoir les opérations, la chimiothérapie, la radiothérapie, la mastectomie. Pour André Grimaldi (2010) « *les nouvelles techniques de communication, et particulièrement internet, ont largement contribué à l'amélioration des connaissances médicales de la population en général, et des malades en particulier ».* Ces informations servent de base de connaissances aux femmes relais qui s'appuient sur ces savoirs pour convaincre les publics qu'elles rencontrent.

6.3.1. L'engagement occupationnel : s'engager pour mieux vieillir ?

Toutes les femmes relais que j'ai rencontrées dans le cadre de cette recherche sont toutes des séniors[84] retraitées, à l'exception

---

[83] On peut définir le parcours sanitaire comme étant toutes les étapes qui ont jalonné la vie de ces femmes, de la découverte du cancer jusqu'à la rémission.
[84] Ici, j'ai pris comme postulat de départ l'âge de 50 ans. L'INSEE situant les séniors entre 50 et 64 ans.

d'Élisabeth qui travaille occasionnellement. L'entrée à la retraite pour bon nombre de séniors serait la période propice pour s'adonner à d'autres activités.

Anne Saint-Laurent (2008) utilise le concept de « *prévention globale* » qui couvre le champ médico-psychosocial. Il s'agit de permettre aux retraités de réussir à « *bien vieillir* ». L'utilité ici est double. D'une part, il s'agit de permettre aux retraités de s'engager bénévolement en mettant à disposition leur capital temps libre au profit d'une cause, d'une action, et d'autre part, ce don de temps leur permettra de se sentir utiles, de rencontrer de nouvelles personnes, de s'investir dans une nouvelle vie et ainsi lutter contre l'ennui et l'isolement.

Dans une étude[85] qui avait pour objectif de mesurer et de mettre en perspective la contribution des séniors et pré-séniors aux solidarités familiales, sociales et citoyennes, l'agence d'urbanisme pour le développement de l'agglomération lyonnaise a souligné que, quel que soit le type d'engagement, la totalité des enquêtés souligne l'utilité sociale et l'altruisme comme moteur d'engagement. Ainsi, 85 % des enquêtés soulignent l'utilité sociale comme motivation de leur engagement. Cette étude montre également que les femmes s'engagent davantage que les hommes. Ainsi, 6 personnes « *super-engagées* »[86] sur 10 sont des femmes.

Anne Marie Guillemard (2013), quant à elle, préfère le terme de « *vieillissement actif* ». Il s'agit de maintenir un certain niveau de vie, et d'opérer une bonne transition entre le départ à la retraite et l'entrée dans une nouvelle vie qui peut être un inconnu pour beaucoup de retraités. Ce concept de

---

85 Agence d'urbanisme pour le développement de l'agglomération lyonnaise : séniors engagés et solidaires, Rôle social et économique de l'engagement bénévole d'entraide et associatif des villeurbannais de 50 ans et plus, Vieillissement Économie et Société 2012. Les résultats de cette étude sont basés sur un échantillon de 447 personnes âgées de 50 ans et plus.

86 Les « super-engagées » sont des aidants socio-familiaux et des engagés dans la vie associative. Sur l'échantillon de l'étude (447 personnes), ils représentent 193 personnes.

vieillissement actif regroupe des activités qui vont de la « *production stricte de biens et services* » aux activités d'action sociale collective, dont le bénévolat. L'Organisation de Coopération et de Développement Économique (OCDE), définit le vieillissement actif comme : « *la capacité des individus avançant en âge à mener une vie productive dans la société et l'économie au bénéfice tant de l'individu que de la collectivité* »[87]. Cette définition de l'OCDE du vieillissement actif semble le circonscrire dans une double logique : celle du bénéfice économique pour la nation et celle du bénéfice individuel pour « *le vieillard* »[88] qui peut trouver et/ou inscrire dans cette deuxième logique toutes ses aspirations personnelles. Pour Dan Ferrand-Bechmann (2014, p. 46), une double préoccupation des bénévoles retraités semble prévaloir : « *s'occuper et s'occuper des autres* ». Elle poursuit en expliquant que le bénévolat serait perçu comme un moyen de prolonger son utilité sociale au-delà de la retraite, un moyen d'être acteur du choix de ses activités et ainsi remplir le vide créé par le départ à la retraite, il s'agit du bénévolat occupationnel.

6.3.2. L'engagement : un vecteur d'intégration sociale

Mon postulat de départ dans cette recherche est que les femmes relais qui s'engagent dans des associations de sensibilisation au DOCS, sont des femmes qui, de près ou de loin, ont eu une « *connaissance intime de la maladie* » (Ferrand-Bechmann, 2014). L'analyse des différents parcours de vie a révélé que les engagements de Germaine, de Françoise, et accessoirement de Pélagie pouvaient être de cet ordre-là.

Plus encore, certaines sont à la recherche d'une forme d'exutoire à l'ennui comme Élisabeth. En effet, elle était à la recherche d'une forme de socialisation. Elle voulait sortir de

---

87 *ibid.*

88 Ce terme de « vieillard », assez péjoratif, reflète l'esprit de la définition. Il s'agit de donner l'impression aux « vieillards » que sans travail, ils ne peuvent se réaliser personnellement.

chez elle, rencontrer du monde et s'occuper. D'autres sont à la recherche de la création d'un lien social avec la communauté. Enfin, la première préoccupation de Françoise semble être d'ordre psychologique. Comme elle le dit, son engagement lui permet de rester en vie, de résister et de ne pas sombrer. Résister et ne pas sombrer supposent la création de liens sociaux. Les préoccupations de sensibilisation au DOCS semblent se fondre dans celles personnelles.

Pour Émile Durkheim, l'intégration sociale se réalise au travers de quatre domaines : celui familial, celui du travail, celui de l'État et celui de la communauté qui regroupe les amis, les associations, les groupes de pairs (*ibid*). Élisabeth n'ayant plus de contact avec sa famille et étant au chômage, seule l'intégration sociale par la communauté semble être le seul outil en sa possession. Olivier Bobineau (2010) a développé le concept d'engagement par la sociabilité et la socialisation. Pour lui, les personnes qui s'engagent dans des associations recherchent également du lien social. La sociabilité est ainsi définie comme l'espace de relations intermédiaires qui va au-delà de la sphère professionnelle, et familiale.

Le médecin directeur de la structure de gestion du dépistage des cancers du département B, lors de notre entretien, a souligné l'opportunité de la thématique santé, à réunir les populations autour d'autres thématiques. Elle illustre ses propos par un exemple édifiant :

> « [...] *il y avait le colon géant* [dans la ville] *il y a trois ans maintenant, moi je n'ai pas les moyens de me payer un colon géant, mais bon. Donc j'ai proposé l'accompagnement, moi je prenais en charge le train, pour les associations qui étaient d'accord pour y aller, et bien on a eu peut-être une quarantaine de femmes* [...] *des associations du grand* [territoire] *qui sont venues avec nous pour visiter le colon géant [dans la ville] et voilà, ça a été l'occasion, on a fait des groupes, non seulement on a pu parler pendant le trajet, on a parlé également d'autres problématiques de santé qui les préoccupaient peut-être plus que le cancer et elles*

étaient là et c'était génial [...] *Et en plus il y en avait qui étaient là depuis 10 ans pour certaines, qui n'avaient jamais quitté* [...] *qui n'avaient jamais pris le train* [...] *elles n'avaient jamais pris l'escalier roulant,* [dans la ville]. [...] *pour sortir de la gare il y avait un escalier roulant, c'était fabuleux* [...] *on a visité le colon géant on est passé devant la cathédrale, nous sommes allées visiter la cathédrale* [...], *donc la femme de l'imam est allée voir la cathédrale* [...] *et elles se sont aperçues, c'est elles qui discutaient combien c'était magique, il y avait l'histoire des saints où il y a les statues machin et elles ont retrouvé au travers de l'histoire des saints qui étaient là, les histoires qu'elles ont dans le coran et c'était magique. C'est pour dire qu'il y a plein de bénéfices indirects à cette mobilisation par les associations* ».

Ainsi, la thématique santé peut être perçue comme un instrument qui sert de fil conducteur entre toutes les femmes. Par ce biais, chacune d'elles y retrouve les différentes raisons qui justifient leur engagement.

Cependant, il serait opportun d'apporter un bémol à la question de l'engagement de manière générale. Les motivations d'engagement dans les associations, diffèrent selon le type d'association. Par conséquent, les logiques d'engagement rencontrées dans une association sportive par exemple seront différentes de celles rencontrées dans une association sanitaire. Les bénévoles qui choisissent de s'engager dans telle association plutôt qu'une autre, produisent aussi des logiques de choix qui ne sauraient être circonscrites à la seule utilité sociale.

6.3.3. Les limites de l'engagement

Le capital temps libre peut constituer l'une des limites de l'engagement de certaines femmes relais de l'association A'. C'est ainsi que l'engagement de Pélagie se fait en « dents de scie » par manque de capital temps libre. Toutefois, même lorsqu'elle travaille, elle essaie de trouver des stratégies afin de dégager du temps libre pour s'investir dans l'association. Elle peut demander à ses employeurs de finir plus tôt et de rattraper ce temps sur d'autres journées, ou demander à des collègues de venir la récupérer à la sortie du travail afin d'éviter de perdre du temps à attendre les moyens de transport.

La première raison avancée par les femmes relais en ce qui concerne la démission de Germaine est également l'inexistence du capital temps libre. Ici, je peux affirmer que certaines bénévoles n'ont qu'une vision partielle du temps nécessaire à leur engagement. Une fois engagées, la nécessité du capital temps libre nécessaire à leur engagement peut les conduire à un désengagement. Pour France bénévolat (2016) 44 %, des bénévoles ayant abandonné leur engagement seraient prêts à se retrousser les manches, et à reprendre du service s'ils avaient un peu plus de temps.

En analysant le parcours de vie des femmes relais, cette troisième partie montre que les différentes expériences engendrées grâce à leur connaissance de la maladie, ont conduit certaines femmes à s'engager dans l'association A' afin de lutter contre le cancer. Toutes les femmes relais rencontrées tiennent le discours de l'utilité sociale en ce qui concerne leur engagement. Il s'agit d'aider les autres. Maud Simonet (2010) reprend les propos de Sandrine Nicourd et Bénédicte Havard-Duclos (2005) en soulignant que « *S'engager dans une association est d'emblée perçu par les militants et les bénévoles comme une activité qui a du sens, vécu comme utile pour la société et pour les personnes qui en ont besoin* ». S'engager constitue pour ces femmes relais un moyen d'aider toutes les femmes à prendre en charge leur santé.

Partie IV

Les Petit.e.s soldat.e.s du socio sanitaire (P3S) : entre légitimité et recherche de reconnaissance des pouvoirs publics

Chapitre 7. La question de la « rémunération » des femmes relais, bénévoles

Dans les sciences humaines sociales, la question de « la rémunération » symbolique des engagés, qu'ils soient bénévoles ou non, s'est toujours posée. Tout bénévole, statutairement, ne peut prétendre à une rémunération pécuniaire de ses activités d'engagement. Je me suis alors penché sur la pertinence de la reconnaissance des activités d'engagement des femmes relais de l'association A'.

7.1. Du don au contre don, une histoire de « cens »[89]

7.1.1. L'esprit du don

Selon le Conseil national de la vie associative (2003) : « *Tout engagement se nourrit de rétributions qui peuvent être d'ordre très divers. L'appréciation de soi, le regard des autres, la reconnaissance sociale générale sont autant de raisons bien connues* ». Quand bien même les bénévoles n'ont pas de salaire, ils peuvent prétendre à une récompense non matérielle,

[89] Le cens était la redevance versée au seigneur d'un fief au Moyen-Âge. « Cens » dans ce sous-titre, renvoie à une évidence du contre don qui peut être vue comme une redevance envers le donneur.

symbolique, qui souvent, est le cœur de leur motivation. Il s'agit du sentiment d'être reconnu, d'avoir une place et surtout une utilité sociale. Ces derniers peuvent également prétendre à d'autres modalités de rémunération comme l'acquisition de compétences, l'accès à l'information, une socialisation étendue ou améliorée (chaleur humaine, convivialité, communion, fusion, cohésion sociale), une meilleure insertion sociale ou professionnelle par la préservation d'un mode de vie articulé sur le modèle du travail. Dans le don bénévole, les engagés ne comptent pas ce qu'ils donnent (Ferrand-Bechmann, 2014). Ainsi, dans le cas d'espèce, les femmes relais ne donnent pas que de leur temps. Elles mettent également au service de la communauté leur expertise qui passe par un don de savoirs, de compétences, de « *connaissance intime de la maladie* ».

Pour les femmes relais de l'association A', il ne s'agit pas uniquement de sensibiliser d'autres femmes pour le dépistage du cancer du sein, mais aussi de contribuer à la création d'un lien social dans la communauté. Ici, je soutiens que le « contre don », c'est-à-dire la « *rémunération* » symbolique qu'attendent les femmes relais de leur engagement, est d'une part la valorisation par les pouvoirs publics de leurs actions, et d'autre part, l'entrée dans le DOCS des femmes qui ont bénéficié de leur sensibilisation grâce à leur don de temps.

Anthropologiquement, qu'est-ce que le don ? Est qualifié de don, « *toute prestation de bien ou de service effectué, sans garantie de retour, en vue de créer, nourrir ou recréer le lien social entre les personnes* » (Godbout, Caillé, 1992). Le don est un échange non marchand et ritualisé. Toute personne qui reçoit un don est dans l'obligation de le rendre (Mauss, 1923). Il existe trois types de dons : le don agonistique, le don partage et le don d'agapè. Le don agonistique connu sous le terme de lutte de prestige est un don qui poursuit comme objectif la reconnaissance sociale pour celui qui l'engage. Ce type de don établit une hiérarchie entre les groupes. Le don agapè, qu'on qualifie aussi de don moral, quant à lui est un don qui tire son origine des prescriptions religieuses. Ici, il est question d'amour, de fraternité de pardon et de gratuité. Enfin le troisième don, le don partage, est ce don qui qualifierait la solidarité dans les sociétés occidentales. Les bénévoles qui s'engagent donc, le font selon un type spécifique de don ou pour les trois types réunis (Bobineau, 2010).

Le don est/ou doit-il être gratuit ?

Pour Aristote, l'être humain rationalise chaque acte afin d'en cerner les finalités qui lui seraient profitables en fin de compte (Nestor, 2016). Quand on regarde de près le don agapè, on voit que le caractère gratuit n'est pas si évident que cela, car, la finalité non révélée du don agapè, est la vie éternelle auprès de « *Dieu* », donc l'accès au paradis. En somme, le don agapè, comme cela peut le laisser paraitre, n'est pas un don si gratuit, puisque l'individu qui s'inscrit dans ce type de don, poursuit comme finalité l'accès au paradis. Donc il espère un retour sur « *investissement* ».

Seul l'altruisme doit prévaloir dans le don (Titmuss, 1970). En exposant cette théorie, Titmuss prend comme exemple le don de sang et celui des organes. Celui qui fait un don de sang n'attend pas un rctour pécuniaire de son acte.

Si nous limitons notre vision du contre don (donc le retour de ce qu'on attend) à une rémunération financière, on peut affirmer sans risque de se tromper que tout don est altruiste dans le sens où aucun échange financier ne vient contractualiser cet acte. Mais ce qu'on semble oublier, c'est que toute rémunération n'est pas forcément financière. Si on s'appuie sur l'exemple du don de sang ou d'organes pris par Richard Titmuss, le donneur de sang, certes n'attend pas de rémunération pécuniaire de son acte, mais plutôt que cet acte puisse sauver un individu en manque de sang, ou qui serait en attente d'un organe pour être sauvé. Alors ce don, a pour contre don, la vie d'un quidam sauvée.

Si l'on adopte ce postulat, on peut affirmer que tout bénévole qui « *donne* » par le biais de son engagement est en droit de recevoir une contrepartie symbolique (reconnaissance, cohésion sociale, convivialité, remerciement), qui est le fruit de son engagement, quand bien même « *ce contre don* » ne serait pas revendiqué dans les mêmes termes. C'est ainsi qu'une étude de France Bénévolat (2015) révèle que, ce qui apparaît le plus souvent lorsque les bénévoles témoignent, c'est l'idée que : « *donner du temps aux autres, c'est recevoir en retour* ». Donc il n'y aurait rien de gratuit dans le travail bénévole à partir du moment où on reçoit quelque chose en contrepartie de son temps. On peut aussi l'associer à une forme de troc, un troc symbolique. C'est-à-dire que je donne quelque chose, sous une forme et je reçois quelque chose d'autre sous une autre forme également.

7.1.2. Une rétribution symbolique

Les femmes relais dans le cadre de leur engagement dans l'association A', tirent la satisfaction de leur engagement de plusieurs manières. C'est ainsi qu'une femme relais parle de la valorisation qu'elle en tire en ces termes :

> « [...] *Toutes les personnes, les ¾ ont été satisfaites et repartaient l'air joyeux et je sais très bien que le message était passé, même des personnes qui ont eu le cancer du sein, qu'on leur a enlevé un sein, ils repartaient avec le sourire alors quoi de plus beau ?* [...] *on avait envie de mieux faire encore, mais ça on le faisait bénévolement, enfin pour ma part parce que maintenant je ne sais pas, moi j'étais récompensé par les applaudissements et les sourires des personnes, je ne demandais pas grand-chose* [...] ».

Ainsi pour cette femme, « les applaudissements » du public lors des représentations théâtrales ainsi que les sourires du public pendant les sensibilisations dans les pharmacies et autres associations, constituent une partie du contre don qu'elle attend de son engagement.

Les connaissances engrangées grâce à son engagement font également office de contre don. Il s'agit des formations auxquelles elle a participé, et des échanges entre les femmes relais. Elle dit à ce propos :

> « [...] *ce que j'apprends au milieu des structures, je ne dois pas le garder ; je dois le partager tu vois, on ne doit pas se combattre tu vois, même les structures doivent marcher main dans la main* [...] ».

L'affirmation de cette femme relais revient à penser la diffusion du message sanitaire par la stratégie du don contre don. Lorsqu'un individu reçoit un message qu'il qualifie d'important en fonction de la manière dont il appréhende les faits sociaux, il peut choisir ou non de transmettre ce message aux personnes qui relèvent de son champ social[90]. Lorsque l'individu choisit de transmettre ce message, il entre ainsi dans le cycle du don en faisant du message sanitaire un enjeu de pouvoir, quand bien même symbolique.

Fort de son expérience de connaissance intime de la maladie, Germaine a décidé de se tourner vers les associations afin de donner quelque chose à ceux qui en ont le plus besoin. Elle dit à ce propos :

> « [...] *je suis une personne qui a besoin de donner* [...]*je n'ai pas besoin de recevoir, je suis heureuse dans ma tête* [...] *j'en veux pas de tout ça, pas de remerciement surtout* [...] *parce que le bénévolat il faut que ça t'apporte quelque chose, c'est vrai que ça m'apporte tellement que je n'ai pas besoin de retour quoi. Tu vois mon caractère* [...] ».

Si Germaine s'est intéressée à l'association A', c'était donc dans l'objectif de donner quelque chose : son temps, partager son expérience de la maladie, se constituer en tant que pair par rapport à celles qui en ont besoin. Ce qui importe, c'est de donner aux autres. On peut aussi estimer que si elle a autant

---

[90] Le champ social ici fait non seulement référence aux différents groupes sociaux (groupe primaire et secondaire), mais également à toutes personnes avec lesquelles l'individu entre en interaction, qu'elles appartiennent ou non à son champ social (par exemple, pour l'organisation d'ateliers santé à destination de publics que l'on ne côtoie pas habituellement).

besoin de donner, c'est peut-être parce qu'elle a beaucoup reçu dans sa vie. En effet, comme elle le souligne, Germaine est une femme « *heureuse dans sa tête* », et c'est ce bonheur qui semble être l'instrument de mesure de la non-acceptation d'un contre don. On peut néanmoins souligner une contradiction dans les propos de Germaine, car, quand bien même elle estime ne pas vouloir recevoir, elle reçoit déjà le contre don de son engagement. C'est ainsi qu'elle affirme que son engagement lui « *apporte tellement* ». Le contre don, dont elle n'a pas besoin, est peut-être celui du don agonistique qui s'établit sur la lutte de prestige. On peut donc affirmer que le contre don de Germaine réside dans autre chose. Il réside dans l'image positive qu'elle crée d'elle-même pour elle-même et pour les autres. Sa place de bénévole est très valorisante du fait de son engagement, et cela représente pour elle un gain considérable.

7.3. Donner-recevoir-rendre et/ou transmettre

7.3.1. Respecter l'esprit du don

20 % des bénévoles ayant abandonné leur engagement seraient prêts à se retrousser les manches, donc à reprendre du service s'ils se sentaient profondément utiles (France Bénévolat, 2016). Les femmes relais de l'association A' peuvent avoir l'impression que leur engagement n'est pas reconnu, voire valorisé par les pouvoirs publics, et donc elles ne peuvent prétendre au contre don symbolique, celui de la reconnaissance. Cette impression est accentuée par le manque de ressources financières et participe à la perception qu'ont les femmes relais des pouvoirs publics. Les bénévoles ont souvent été « *invisibles, invisibilisés ou peu reconnus* » (Ferrand-Bechmann, 2017, p. 86).

> « *Ce qui est dommage c'est que toutes* [les femmes relais de l'association A'], *avaient une occupation qui les valorisait c'était un statut qui était reconnu. Moi, j'avais même demandé qu'on les valorise par un diplôme, ce qui n'a jamais été fait, mais c'est des petites choses qui peuvent faire que les gens vont*

continuer dans cette action-là et qui font qu'ils sont reconnus dans le quartier » (docteur Gamet).

De la part des personnes qu'elles rencontrent et accompagnent, leur première rémunération reste l'acceptation du message de sensibilisation, puis dans un second temps, l'entrée dans le processus du DOCS par les femmes rencontrées. Quand bien même leurs actions ne seraient pas reconnues (ou plutôt pas à leur juste valeur) par les pouvoirs publics, le simple fait d'être identifiées par le public lors des divers événements, ou par les populations du territoire comme étant femmes relais, leur procure déjà une certaine satisfaction.

Les femmes qui ont été sensibilisées lors des actions, et qui rentreront dans le processus du DOCS, auront à leur tour, une forme de dette symbolique à payer à la communauté. Cette dette peut être sous la forme d'un engagement, d'un témoignage, ou d'une reconnaissance ; le but étant de créer un cycle de don par un retour (Bobineau, 2010), instaurant ainsi les trois étapes du don : « *donner-recevoir-rendre* » (Mauss, 1924).

À ce cycle de don composé de trois étapes, je compléterais la troisième étape « *rendre* » par une autre étape, somme toute fluctuante, mais qui n'est pas si automatique, en ce sens qu'elle ne s'applique pas unilatéralement. Il s'agit de la transmission ou de l'héritage de la dette.

7.3.2. La question de l'héritage de la dette

Si on part du postulat qu'en donnant, on reçoit une récompense symbolique (qui peut être un simple sourire comme l'affirme une femme relais) de ce qu'on a donné, et que pour respecter l'esprit du don, le receveur doit rendre à son tour ce qu'il a reçu, on peut émettre comme hypothèse que certaines personnes peuvent ne pas respecter la dernière étape du cycle en rendant ce qu'elles ont reçu, mais plutôt en transmettant cette dette à un proche qui se chargera de la payer à leur place ; faisant ainsi intégrer dans le cycle du don, un nouvel individu qui en était complètement étranger, et qui se voit hériter de la dette.

Des exemples concrets qui vont dans ce sens sont à foison dans la mésosphère médiatique[91]. Il n'est pas rare de rencontrer dans le domaine qui nous intéresse, des personnalités dont les proches ont été malades. Quand bien même ces personnalités n'auraient pas été atteintes personnellement par la maladie, ils s'investissent dans la sensibilisation et/ou la prévention de cette maladie par le biais d'engagements ou de création d'associations, voire de financement. Cela peut être vu comme une manière de payer partiellement ou totalement la dette du proche qui a été/est malade, et qui a bénéficié d'un acte sous la forme d'un don agonistique, agapè ou de partage.

Dans le même ordre d'idée, les personnes les plus enclines à faire un don de sang sont celles dont les parents (ou elles-mêmes) en ont bénéficié, (Titmuss, 1970). J'identifie cet acte comme étant une transmission totale ou partielle de la dette. Sinon, quels intérêts rechercherait une personne dont un proche aurait reçu du sang, ou a été sauvé grâce à un don d'organe, de donner son sang en retour, si ce n'est la reconnaissance à un quidam d'avoir pu sauver son proche par cet acte. En poursuivant dans cette logique, on peut émettre comme hypothèse que les engagements de Pélagie et de Françoise sont des engagements qui découlent de transmission ou d'héritage de dette. En effet, Pélagie a vu sa mère mourir d'un cancer de l'utérus et son père d'un cancer généralisé. Françoise a eu une alerte de cancer du sein, mais qui n'en était pas un. Ses belles-sœurs ont eu un cancer du sein, dont une qui a subi une ablation d'un sein. Ces femmes relais ont eu un rapport indirect aux cancers. Ce sont leurs proches qui les ont vécus ou le vivent actuellement. Je peux donc affirmer que la transmission de la dette (à un proche ou à un quidam) ne résulte pas

[91] Grâce aux réseaux sociaux et aux Technologies de l'Information et de la Communication, il est plus fréquent de rencontrer des exemples de personnalités que d'inconnus. L'exemple de l'acteur Keanu Reeves qui a pris soin de sa sœur alors que cette dernière venait de déclarer une leucémie est parlant. L'acteur n'a pas hésité à faire des dons financiers publics à de nombreuses organisations de lutte contre le cancer (*Stand up to cancer, sickkids*).

nécessairement d'un don initial qui aurait pour finalité de guérir la maladie, mais de l'alléger par diverses formes de soutiens : aide des proches, soutien psychologique et moral.

Les héritiers de la dette ne sont pas spécifiquement identifiés comme tels par le transmetteur de la dette, car ce sont des personnes, qui, le plus souvent, s'autosaisissent des dettes de leurs proches, et s'engagent indirectement et symboliquement à les payer. L'héritage et le paiement de la dette peuvent prendre la forme d'un engagement associatif, ou la forme de don en nature et/ou en espèce de la part des héritiers. Ainsi, le cycle du don se présenterait comme suit : donner-recevoir-rendre et/ou transmettre.

Le don gratuit et totalement désintéressé n'existerait donc pas vraiment en soi. Il y a toujours une forme d'attente, qu'elle soit directe ou implicite. En résumé, les femmes relais en réponse à leur engagement, se prévalent de toute une série de rémunérations symboliques. En premier, il s'agit du bénéfice tiré des formations qui leur a permis de mobiliser une expertise réelle dans le cadre de la sensibilisation au DOCS. Ensuite, elles ont été l'instrument, et l'objet d'un lien social créé entre elles, et la population du territoire sous l'impulsion de l'association A'. Enfin, la troisième forme de rémunération symbolique est l'entrée dans le processus du DOCS, des femmes qui ont été accompagnées lors des actions de sensibilisation.

Ici, une définition du don, issue de mon expérience de terrain, peut être proposée : Est qualifié de don, tout acte ou prestation symbolique, effectués en direction d'un quidam, et qui nécessite un retour symbolique immédiat ou différé, de transmission ou d'héritage de la dette.

Chapitre 8. Les femmes relais ou les petit.e.s soldat.e.s du socio sanitaire : La difficile reconnaissance des pouvoirs publics

Au fil de cette recherche empirique, un nouveau concept est apparu pour qualifier l'engagement des femmes relais rencontrées. Ce concept que je développe sous le vocable de Petit.e.s soldat.e.s du socio-sanitaire (P3S) permet de comprendre le rapport que les femmes relais entretiennent avec les différentes instances ; ce qui les maintient sous la coupe de la domination institutionnelle, et interroge de ce fait la valorisation de leurs actions.

8.1. Essai théorique de la nouvelle appellation de l'engagement : Les petit.e.s soldat.e.s du socio-sanitaire (P3s)

8.1.1. Théorisation d'un concept latent

Durant l'immersion ethnographique de cette recherche, ce concept a émergé pour qualifier l'engagement des femmes relais rencontrées, ainsi que le travail des associations. Il est en parfaite adéquation avec les réalités formulées par les associations ainsi que les femmes relais.

En effet, le travail de ces femmes relais et associations qui luttent pour la sensibilisation au DOCS, peut être mis en relation avec celui des soldats qu'on rencontre dans l'armée, dont l'objectif est de protéger, et de défendre les populations du territoire contre toutes menaces. Leur statut de « *soldat* » les oblige à mettre en application sans discuter les ordres de la hiérarchie qui déterminent les missions et les objectifs à atteindre. Le rôle des soldats la plupart du temps, se limite donc à obéir à leur hiérarchie sans (trop) poser de question.

Il est de notoriété publique que les forces armées ne disposent pas du droit d'adhérer à des groupements politiques ou à des associations à caractère politique. L'article 7 du statut général des militaires[92] restreint la liberté d'expression individuelle des militaires, qui ne peut s'exercer « *qu'en dehors du service et avec la réserve exigée par l'état militaire* ». Aussi les militaires sont-ils liés par le secret et ne peuvent évoquer des questions politiques ni ne peuvent mettre en cause une puissance, ou une organisation internationale, qu'après l'autorisation du ministère de la Défense. Ils n'ont donc pas le droit de prendre part à des réflexions qui portent sur leurs missions du fait de leur statut. L'article 10 du statut général des militaires leur interdit de se constituer en syndicats professionnels ou d'adhérer à des groupements professionnels. Quant à l'article 11, il interdit le droit de grève[93]. La hiérarchie, l'État, le pays doivent être en mesure de les mobiliser, de compter sur ces soldats à tout moment, quelles que soient les circonstances.

Des métaphores militaires existent déjà dans le cadre de la lutte contre les cancers (Sarradon-Eck, 2004). Ces métaphores militaires et du combat ont toujours caractérisé l'action thérapeutique et de lutte contre le cancer à travers les termes guerriers comme « *lutte* », « *croisade* », « *bombardement par les rayons* », « *ennemi à combattre* ». Dans la lignée de ces métaphores militaires, il était donc légitime de caractériser par une métaphore guerrière, les femmes relais sur qui repose une grande partie de la lutte contre les cancers.

Aussi, comparer le statut des femmes relais et des associations à celui des soldats, ne veut en aucun cas présenter les uns (les soldats) ou les autres (les associations et les bénévoles) comme étant dépossédés de leurs capacités à faire des choix. Il ne s'agit pas non plus de présenter les activités ou fonctions de ces personnes comme étant dépossédées d'absence de jugement ou d'esprit. Il s'agit simplement de dire que par la force de

[92] Loi du 13 juillet 1972 portant statut général des militaires.
[93] https://www.senat.fr/lc/lc105/lc105_mono.html (consulter en ligne le 28 décembre 2017).

l'engagement, certaines femmes relais ou associations se retrouvent à mener des actions ou à exercer des fonctions qui ne leur laissent que peu (ou pas) de marge de manœuvre, et qui semble-t-il, ne leur apporte que peu de reconnaissance[94]. De ce fait, leur engagement leur interdit d'ignorer la « *souffrance* » des autres au risque de renier leurs valeurs. Les P3s la majorité du temps sont des bénévoles. J'essaie donc d'identifier à travers le bénévolat ce que pourrait être le statut des P3s.

8.1.2. Les critères de qualification des Petit.e.s Soldat.e.s du socio-sanitaire

De mes constats, peut être qualifié de P3s, toute personne ou association, qui s'investit ou qui s'engage dans une démarche (d'actions publiques ou privées) de sensibilisation, de prévention, ou d'aide en direction de tiers, pouvant être qualifiée comme relevant de l'intérêt général, mais qui pour des raisons de reconnaissance, de statut ou de formalisation, ne disposerait pas de ressources suffisantes pour mener à bien ce projet, et qui, malgré ces déficits, s'investit pour sa réalisation.

Deux types de P3s peuvent être distingués. Les P3s micro, qui sont les femmes relais, et les P3s méso, qui sont les associations de proximité. Ces P3s la plupart du temps appartiennent à un sous-système.

Les P3s micro sont des personnes qui agissent [95] individuellement ou collectivement pour la mise en place d'actions en direction de tiers. Ce sont des personnes qui la plupart du temps, se sont beaucoup investies dans le bénévolat formel[96], et qui continuent leur investissement dans le bénévolat

[94] L'actualité des Gilets jaunes (novembre 2018) a mis en exergue « le manque de moyen des policiers » à faire face aux situations complexes. En ce qui concerne l'armée, la démission en 2017 du chef des armées, le Général de Villiers, qui avait refusé d'économiser des centaines de millions d'euros de budget de l'armée, semble acter ce fait.

[95] Sous-entendu des personnes qui s'engagent dans une démarche publique ou privée de sensibilisation, de prévention ou d'aide en direction de tiers.

[96] Le bénévolat formel ou associatif est pratiqué dans un cadre structuré type association. Quant au bénévolat informel, il se caractérise par le don de temps

informel. Elles arrivent ainsi à transférer les missions qui leur étaient dévolues dans le bénévolat formel, au bénévolat informel. Prenons l'exemple des femmes relais, qui ont constitué l'association *« la santé des femmes »*[97]. Je pars du postulat qu'une fois l'association dissoute, ces femmes ont continué à s'investir autrement, notamment par le biais du bénévolat informel, en pratiquant des sensibilisations, horizontale, et éventuellement parallèle.

Quant au P3s méso, ce sont de petites associations de proximité qui agissent avec l'aide des bénévoles, car ne disposant pas de ressources suffisantes pour recruter des salariés.

L'engagement : Le dénominateur commun de tout P3s

L'engagement serait ici la pierre angulaire qui qualifie et détermine les P3s. Il ne s'agira pas d'attribuer ce qualificatif à toute structure ou tout travailleur (social) qui ferait face à des difficultés d'ordre pécuniaires ou de ressources humaines. L'engagement est une manière de « *se lier au service de* », ou d'« *entrer en lien pour agir* » (Bobineau, 2010). Ce terme, fort de son étymologie, revêt une ambigüité dans sa définition : celle de la force et du service. Ainsi, « *S'engager, c'est se contraindre et agir, c'est militer, se lier les mains et s'émanciper par l'action, c'est se heurter aux choses en reconnaissant leur force et servir en se dépassant* » (*ibid*). Cette définition de l'engagement révèle toute la complexité de ce fait. « *On utilise souvent le terme d'engagement pour caractériser* » l'action des bénévoles (Ferrand-Bechmann, 2011). Le mot engagement correspondrait à la réalité du bénévolat militant, même si un salarié peut aussi revêtir cette casquette de militantisme indépendamment de son travail rémunéré. C'est une notion qui renverrait à la lutte pour une cause (*ibid*). La motivation reste l'élément moteur identique à toute forme d'engagement qu'il soit bénévole ou non.

---

en direction de personnes qui appartiennent à des ménages distincts du sien comme les voisins, les amis. Ce type de bénévolat est le plus répandu (Prouteau, 2001).

[97] Voir chapitre 3.

Les femmes relais la plupart du temps, disposent d'une certaine légitimité. Elles sont reconnues comme intervenant sur les problématiques socio-sanitaires, et identifiables par les usagers ou par la communauté.

Ici apparaît la problématique de la confiance et de la légitimité. Cette confiance que les populations du territoire ont acquise à la suite de nombreuses années de fréquentation avec ces P3s qui, pour la plupart, sont domiciliées sur le même territoire/dans le même quartier, créant ainsi une étroite relation de proximité avec les populations. Cela accentue leur légitimité à se positionner sur des actions socio-sanitaires.

En extrapolant à d'autres champs professionnels, on peut y intégrer également des Accompagnants Éducatifs et Sociaux (AES) qui interviennent à domicile et/ou en structures, les auxiliaires de vie et de famille (ADVF), les aides-soignants, pour ne citer que ceux-là. En substance, peut être qualifié de P3s, toutes les personnes sur qui repose en grande partie la concrétisation d'actions indispensables à la survie de la communauté, et qui, pour quelque raison ne sont pas reconnues pour leur engagement[98].

8.1.3. Les P3s ou le bénévolat militant : vers un degré supplémentaire d'engagement

Je voudrais que du bénévolat au militantisme qu'il n'y ait qu'un pas. Le militantisme, c'est l'action de militer, c'est l'attitude active d'un militant :

> « [...] *le militant est un adhérent bénévole ou salarié de l'association qui, volontairement et explicitement se reconnait, fût-ce de manière contestataire ou conflictuelle s'il veut les faire évoluer, dans les*

[98] La conclusion de cet ouvrage, en s'appuyant sur la pandémie de la Covid-19, ouvre une réflexion approfondie sur le concept de P3S, qui peut également s'appliquer à d'autres professions essentielles au fonctionnement de nos sociétés, telles que les caissier.e.s, les routiers, les aides-soignant.e.s ou encore les infirmier.e.s etc.

finalités, buts, modes d'organisation et styles d'être et d'agir, individuel et collectif, de l'association. Le militant est un membre actif sur le plan politique, organisationnel, pédagogique, matériel. Il assure souvent plusieurs tâches et il inscrit son action dans la durée » (Brodiez, 2004).

Le militantisme comporterait une connotation positive, porté par un don de soi par le biais d'une conviction plus forte (Ferrand-Bechmann, 2014). Il résulterait d'un sentiment d'injustice qui trouve son terreau dans les maux de la société. Les femmes relais rencontrées dans le cadre de cette recherche sont des bénévoles militantes dans le sens où, elles se sont engagées pour être en première ligne de la lutte contre le cancer. Leur connaissance « *intime de la maladie* » (*ibid*) leur octroie cette légitimité de positionnement. Elles estiment qu'elles ont des choses à dire du fait du vécu de la maladie, de la connaissance du public de leur territoire, et surtout de leur proximité avec celui-ci. Quand bien même certaines d'entre elles ont eu des parcours de vie difficiles, elles ont choisi leur camp : celui de l'engagement pour la sensibilisation et la prévention du DOCS. Le militantisme bénévole peut être perçu comme une réponse à l'incurie des politiques et des organismes gestionnaires face aux besoins de certaines communautés (*ibid*). Cette réponse collective, portée le plus souvent par des associations et des femmes bénévoles, fait face à des difficultés de plusieurs ordres qui vont de la mise en concurrence par les pouvoirs publics, au manque de reconnaissance.

Il ne s'agit pas ici d'opposer les termes « militant » et « bénévole », mais juste d'instaurer un degré d'engagement supplémentaire. Axelle Brodiez (2004) par militant et bénévole désigne les changements sémantiques qui ont trait à l'engagement. Je considère que les travaux d'Antoine Prost (1998) qui démontrent que le militantisme est la finalité d'un engagement plus actif, répondent mieux aux différentes réalités que j'ai observées sur mes terrains d'enquête.

8.2. Les problématiques liées à l'engagement des P3s

8.2.1. La mise en concurrence des P3s

L'État, grâce aux financements alloués à ce « *bénévolat-métier* »[99], ainsi qu'aux politiques d'incitation mises en place, s'appuie sur une forme de cristallisation du bénévolat dans les mentalités des citoyens pour profiter des vertus de celui-ci. Le bénévolat en vient ainsi à être instrumentalisé par « *l'État providence* » comme « *main-d'œuvre* ». C'est « *le discours sur l'engagement qui permet de masquer cette instrumentalisation* » (Simonet, 2010, p. 80).

L'instrumentalisation passe par de nouvelles méthodes managériales qui imposent au secteur associatif les modèles de l'entreprise. Nous avons donc un management institutionnel des organismes gestionnaires avec les logiques du privé (Hély 2009). « *La structuration de l'administration de l'État après 2009, avec notamment la création des ARS* [...] » témoigne de cette nouvelle gestion. Cela passe par la mise en place d'outils d'évaluation complexe et de la recherche d'une forme d'efficience dans le financement des actions associatives (Savignat, 2012). Ainsi, « *l'État* [...] *sous le poids des contrôles et des règlements, régule et tue parfois la vitalité associative* » (Ferrand-Bechmann, 2014), qui se fait sous le poids de la domination institutionnelle. C'est ainsi que les deux associations A' et B', entretiennent des rapports que je me risquerais à qualifier de « conflictuels » avec les organismes gestionnaires. Ces conflits naissent des différents rapports de domination et de mise à l'écart que ces organismes entretiennent avec les associations. Carole Clavier (2009), a

[99] J'ai juxtaposé ces deux termes afin d'insister sur le caractère contraignant que peut revêtir le bénévolat. Contraignant non pas dans le sens où l'on obligerait une personne à faire une chose qu'elle ne voudrait pas, mais dans le sens où le bénévolat peut contraindre les personnes qui le pratiquent à intégrer cette contrainte qui s'impose à elles, et qui nécessite les mêmes organisations et les mêmes logiques qu'un travail rémunéré. Dan Ferrand-Bechmann (2014) reconnaît que le « *bénévolat* [...] *est aussi un travail* ».

montré que des enjeux politiques pouvaient également exister entre collectivités territoriales dans le cadre de la santé. Il existerait ainsi une forme de « *compétition politique locale* » entre collectivités territoriales, menée par les élus qui adoptent diverses stratégies pour se positionner dans l'espace politique local.

Lors d'un entretien collectif réalisé avec la directrice de l'association B' et son équipe ainsi qu'avec le médecin directeur de la structure de gestion du dépistage des cancers du département B, plusieurs exemples ont été donnés pour illustrer les tensions perceptibles entre les différents acteurs. Tout d'abord, en ce qui concerne l'identification des différentes thématiques dans le cadre du contrat local de santé (CLS) de la ville, le médecin directeur affirme :

> « [...] *ils ont dit on va faire du descendant, ils ont décidé que les thèmes c'était la santé mentale, l'alimentation, l'accès aux soins ou aux droits, en tout cas c'était un des deux.*
> *M1 (une médiatrice) : la vaccination*
> *Md (le médecin directeur) : donc ils ont dit voilà on a ces quatre thèmes, c'est bien ça correspondait aux priorités de l'ARS, on les met en forme, on a dit nos objectifs c'est ça c'est ça et ils disent aux associations. Voilà faites-nous des projets sur la base de ces machins-là. Alors si t'avais un atelier cuisine, c'est un atelier cuisine, non ça ne l'est pas, fallait que tu fasses un atelier avec de la théorie, des diététiciennes, etc.* [...] *le problème c'est que là avec le CLS, la ville a travaillé en direct avec l'ARS et n'a pas associé les partenaires. Donc ça a été vraiment grave parce que la ville s'est retrouvée avec plein de financements, ils se sont fait un service de prévention pléthorique* [...] *quand je dis pléthorique, c'est pléthorique, je crois qu'ils ont recruté 6 ou 7 personnes. C'est un peu dégueu. Pendant ce temps-là, l'argent ne va pas aux associations, elles se sont retrouvées à avoir des animatrices en moins, et c'est crucial pour elles* [...] ».

L'instauration du rapport de domination se fait à travers l'exclusion des partenaires associatifs, en tout cas des P3s méso, dans l'identification des priorités. Ici transparait un déficit de co-construction avec les partenaires susceptibles d'orienter les organismes gestionnaires à identifier les besoins réels de la population.

Dans un rapport qui porte sur la citoyenneté et le pouvoir d'agir dans les quartiers populaires, deux formes de structures associatives localisées dans les quartiers populaires ont été distinguées (Bacqué & Mechmache 2014). D'une part « *les grosses fédérations d'éducation populaire* » éloignées des populations, et d'autre part, « *les petites associations non reconnues et mal connues qui jouent souvent un rôle social majeur* ». Ce sont ces petites associations que je qualifie de P3s méso, et qui sont les plus légitimes à contribuer à l'identification des besoins des populations les plus précaires.

La mise en concurrence des P3s méso se traduit également par la complexité des « *réponses d'appel à projets* ». Ces P3s ne disposant pas des compétences administratives nécessaires pour la réponse des appels à projets, elles se retrouvent de ce fait exclues, ou lésées du processus d'attribution de certains projets :

> « [...] *le problème pour répondre aux appels à projets de l'ARS qui font 85 pages qu'ils passent un temps infini, les asso elles n'ont pas les moyens. Elles ne sont pas payées pour ça. Résultats : t'as les grosses asso, la mutualité française, l'UFOLEP, etc... donc eux ils ont des personnes payées pour remplir les appels à projets et ils rayonnent au niveau national* [...]. *Donc on s'est retrouvé à* [le nom de la ville], *ça n'a pas marché entre guillemets, à* [une ville à coté] *j'ai eu ça. Donc il y a une asso grand format qui a gagné, j'ai oublié son nom, qui s'occupe du droit des femmes, ils ont implanté un beau bâtiment, pléthore de personnels, je crois qu'ils ont recruté 4 personnes, ils ont eu 5 femmes dans l'année. Pendant ce temps-là, il y a une petite association de quartier qui s'occupait des violences*

faites aux femmes, depuis 20 ans […] ». (Médecin directeur de la structure de gestion du dépistage des cancers du département B).

L'inégal accès aux réponses d'appel à projets a pour conséquence l'attribution des « *marchés* » aux grandes associations, qui continuent à assoir leur domination dans le champ associatif. Cette mise en concurrence se traduit également sur fond de clientélisme, et donc d'attribution de subventions à certaines associations plutôt qu'à d'autres :

> « […] *comme l'ARS a filé le fric sur le PLS tout est allé à la mairie de [la ville], alors je vais aller un peu plus loin, j'essaie d'être objective jusqu'à un certain point, si t'es pas de mon bord politique. Alors pour le coup je m'en fou. Quand la porte d'entrée c'est t'es pas du même bord, je ne supporte pas, parce que le cancer il n'a pas de bord. Donc à partir de là c'est vrai que moi je me suis mis en colère, je ne fais pas les choses derrière les gens, donc en réunion du collectif du grand [le nom de la ville], je suis rentrée dans les choux du responsable de l'atelier machin, par ailleurs on s'entend bien, je travaille avec lui, etc. Mais à un moment donné s'il attend que les associations aient disparu, là il n'y aura plus rien parce qu'aujourd'hui, il monte ses trucs à vide et il dit aux associations, amenez-moi votre public* […] » (Médecin directeur de la structure de gestion du dépistage des cancers du département B).

On observe que la finalité d'attribution des différentes subventions, quand bien même elle respecterait une certaine procédure, prive plusieurs P3s méso de ressources indispensables pour leurs actions. Il s'agit alors d'être dans les bonnes grâces des organismes gestionnaires et des institutions pour continuer à survivre. Le médecin directeur à ce propos prend pour exemple :

> « […] *par exemple là, à la fin de cette année, elles n'avaient pas de sous pour continuer toutes les actions initiées. Alors là, il fallait forcément faire des*

courbettes à la mairie pour qu'ils te lâchent des sous pour continuer ton action [...] ».

Pour le docteur Gamet, cette mise en concurrence des associations, serait le résultat d'un désintérêt du champ de la santé par les organismes gestionnaires, qu'il explique en ces termes :

> « [...] *l'ARS a soutenu l'action* [de l'association A'], *soutenue juste, mais elle n'a pas pérennisé on est dans des CPOM* [Contrat Pluriannuel d'Objectifs et de Moyens], *des plans triennaux et hop ça disparaît et tout le monde s'en fout voilà ! Donc voilà moi, c'est ce côté ratage qui me fait de la peine ! Alors donc santé publique, ce sont deux mots galvaudés* [...] *on est vraiment confronté dans nos régions à des urgences, à des nécessités de mettre le paquet sur des éléments qui sont des éléments forts qui sont par exemple les cancers* [...] *on est dans un système où ça ne marche pas. Et quand ça peut marcher, on n'encourage pas ! Alors, c'est vrai, on marche sur la tête* [...] *et quand on va discuter avec les pouvoirs publics des moyens à mettre en œuvre, alors chacun se rejette la responsabilité sur l'autre en disant ah ça ce n'est pas de notre ressort ! Nous nous avons un cahier des charges, ceci et cela. Donc voilà, on tourne en rond* [...] *je ne dis pas que la* [région d'enquête] *est la seule puisque* [une autre région située beaucoup plus au bord de la France] *c'est encore pire* [...] ».

Cette logique bureaucratique des politiques locales de santé selon le docteur Gamet, conduirait à la fermeture, voire à la disparition des associations et en l'occurrence de l'association A'.

> « [...] *je pense l'association va se casser la figure, donc le but, ce qu'il aurait fallu faire si les élus s'étaient intéressés à la santé, c'est pérenniser cette action parce que c'était un moyen extraordinaire d'ancrer la santé publique dans un quartier. Et après ça aurait pu être* [inaudible] *malheureusement, au*

niveau de la ville [A] *ils ont préféré faire la nutrition parce que c'est bien aussi la nutrition ! dans un autre quartier comment dire de multiplier les actions de ce type-là, ils ont créé les mêmes types* [de femmes relais] *au niveau de la nutrition et ils ont complètement abandonné le programme du cancer du sein si bien que voilà l'association* [A'] *va mourir de sa belle mort et malheureusement, cette action qui était un travail de longue haleine, qui était un travail difficile on s'est battu* […] »

Comme le souligne le docteur Gamet, l'action mise en place par l'association A, a été modélisée sur un autre territoire de la ville par les organismes gestionnaires. Ces derniers, représentant les pouvoirs publics, ils ont la possibilité de modéliser les actions initiées par d'autres associations sans chercher à avoir l'aval des innovateurs. La responsable de l'association A', avait déjà souligné cette pratique lors de notre échange en ces propos :

> « […] *le seul bémol par rapport à ça c'est qu'à un moment donné, la ville s'est inspirée de ce qui s'est fait là et l'a modélisé clairement sur [un territoire au nord de la ville] et sur* [un territoire au sud de la ville] […] *ils ont repris le même terme* [le nom donné au groupe de femmes relais de l'association A'] *et elles, elles véhiculent un message autour de l'équilibre alimentaire qui est différent voilà. Donc ça, je ne suis pas contre* […] *et là où moi ça me gêne, c'est il n'y a aucune référence à une démarche qui a été faite* […] *ça a été fait par la ville, voilà* […] *tant mieux pour la structure, enfin c'est pas le souci, mais c'est qu'à un moment donné, on soit juste voilà. Ce n'est pas une fleur qu'on a arrosée, c'est un travail de longue haleine* […] *donc ils ont fêté la centième et les 10 ans la dernière fois, normalement on devait jouer* [la pièce de théatre] *sur ce temps-là, juste avant, finalement ça n'a pas pu se faire à cause d'un problème technique. Voilà, après je pense que tout ça, c'est qu'un prétexte soit disant j'avais répondu tardivement, bref et en fait ce jour-là, je devais tenir un stand c'est pour ça qu'on avait construit ce*

document pour avoir au moins un support, donc un document qui reprenne la démarche de tout ça et ce jour-là en fait, donc il y a eu le premier prix santé publique de la ville, ils ont lancé ça cette année, et donc le projet qui a été récompensé ce sont les [le nom du nouveau groupe de femme bénévole sur le territoire nord] […] *tant mieux pour elles, ce que je suis en train de dire c'est qu'à un moment donné, le choix qui est fait c'est de mettre en concurrence* […] ».

Le fait qu'aucune référence n'ait été faite par les organismes gestionnaires du travail réalisé en amont par l'association A', est perçu comme un manque de reconnaissance et de « délégitimisation » de l'engagement des P3s. Nous sommes face au paradoxe de la non-reconnaissance du travail des P3s. Bien que les P3s ne soient pas reconnues à leur juste valeur, leur travail est modélisé sur d'autres thématiques de santé publique, pour être mis en place par d'autres associations.

Sur le territoire B, même constat, du moins même discours de la part d'une médiatrice de l'association B' qui parle d'action copiée-collée sur d'autres territoires de la ville. Quand bien même les actions seraient modélisées sur d'autres territoires, elles ne bénéficient pas des mêmes expertises et notoriétés auprès du public :

> « […] *souvent lorsque les institutions se positionnent sur un projet, elles ont beaucoup de moyens, mais mobilisent peu de monde et ce serait injecter beaucoup d'argent pour peu de résultats et c'est là où ça me gêne. Si les institutions pouvaient mener ce projet sur le terrain et toucher les habitants que nous touchons, c'est-à-dire précaires et éloignés de la santé, ça ne me poserait pas problème. Les asso sont mises en concurrence et ça sucre une partie de nos subventions donc c'est vrai que c'est problématique* […] *elle* [la mairie] *met les actions en place et sollicite les associations comme nous pour que nous puissions y aller avec nos publics, ils ont les sous, mais pas le public, c'est stérile comme démarche* […] *il y a le*

grand médecin qui arrive il y a deux trois personnes […] *un médecin pour trois personnes là c'est du gâchis* […] *pour les séances de vaccination si on ne va pas avec 25 personnes il n'y a personne à vacciner* […] ». (Directrice de l'association B')

Ce constat est également partagé par le médecin directeur de la structure de gestion du dépistage des cancers du département B :

« […] *de l'autre côté il y a une diététicienne*[100]*, je suis enchantée qu'il y ait une diététicienne s'il met la diététicienne au service des asso une heure ou deux heures par semaine* […] *elle est là-bas et il n'y a personne, elle a ses permanences, elle fait deux heures de permanences elle ne voit personne. Voilà ! Deux heures de permanence par semaine* […] ».

La centralisation du système de santé aidant, les orientations budgétaires ont conduit les organismes gestionnaires à adopter des logiques gestionnaires, ce qui amène certains de leurs agents à se comporter en traders sociaux. Je qualifie de traders sociaux les acteurs (souvent issus des organismes gestionnaires) qui voient le champ socio-sanitaire comme un champ financier, susceptible de rapporter des résultats immédiats sur investissement. Faire du trading social suppose l'attente d'un retour immédiat [101] sur investissement sous prétexte qu'un financement important est investi dans le champ socio-sanitaire. C'est en cela que le docteur Gamet affirme :

« […] *Il y a tous ces freins administratifs et politiques qui font que la santé est traitée comme une marchandise, ce n'est plus un élément qui a trait à l'humain c'est considéré comme une valeur marchande*

---

[100] Rappelons que les actions de l'association B' ne sont pas uniquement focalisées sur la sensibilisation au DOCS, mais sur une éducation à la santé plus large qui englobe plusieurs thématiques (obésité, maladies cardiovasculaires, cancer, diabète, etc..).

[101] Le retour immédiat sur investissement est l'atteinte des objectifs identifiés par les organismes gestionnaires. On attend du social, ce qu'on attendrait de l'économie.

avec un coût avec un rapport coût efficacité qui est en fonction de paramètres parfois difficiles à évaluer, mais qui sont souvent surestimés. La notion de plus je mets de l'argent plus ça va m'apporter quelque chose. C'est une erreur alors qu'il faut tenir compte de l'humain et quand on ne tient pas compte ça ne marche pas, on ne peut pas comptabiliser l'humain, de choses que l'on peut payer, de monnaies sonnantes et trébuchantes, l'humain est difficile à appréhender donc il faut aller au plus proche dans les quartiers, les villages, et qui est au plus proche ? L'associatif, le bénévolat, les gens qui ne sont pas dans les structures, qui ne sont pas compartimentés, qui veulent le bien, et il y en a dans les quartiers, j'ai cette chance d'avoir [l'association A'] *à côté de moi et ce sont des expériences passionnantes parce qu'il y a des gens qui s'impliquent volontairement ils ont un rôle à jouer parce que ce sont des quartiers enclavés, ils ont ce rôle auprès des populations, ils sont crédibles, des pairs donc du coup on les écoute, leurs conseils leurs sollicitations sont les bienvenues et à ce moment on peut revoir en arrière, les rencontrer, ce sont des facilitateurs qui permettent d'aller vers les instances plus difficiles à aborder* […] ».

On voit ainsi que certaines institutions, sur fond de logiques gestionnaires, incitent indirectement à une « *Soldatisation* »[102] des femmes relais et des petites associations, qui pour continuer à exister à travers leur engagement, puisent dans leur humanisme qu'on ne saurait leur décrier.

Outre la mise en concurrence des P3s par les organismes gestionnaires, des tensions administratives au sein des organismes conduisent à la démission des acteurs qui tentent d'infléchir les logiques institutionnelles. C'est ainsi que le

[102] « *Soldatiser* » les bénévoles ou associations suppose les faire basculer du statut de bénévoles à celui de P3s via tout un ensemble de processus inhérent au new public management (dont principalement la mise en concurrence).

médecin directeur de la structure de gestion du dépistage des cancers du département B, a démissionné, après plus de 10 années d'engagement dans sa structure. La raison officielle évoquée est le manque de ressources attribuées aux P3s, ainsi que la territorialisation des structures de dépistage. Cette nouvelle réforme a fait craindre à l'ex-médecin directeur un accroissement des inégalités socio-territoriales de santé (Ists) avec un non-recours à la santé des populations les plus précaires.

8.2.2 L'incompatibilité entre le temps des institutions et celui des associations

Bien que fonctionnant grâce à des logiques différentes, les associations (A' et B') font toutes deux, face aux mêmes difficultés, mais à des degrés divers. Le manque de ressources financières qui crée des difficultés de fonctionnement reste le principal facteur désobligeant, qui réduit les logiques d'actions des associations. Fonctionnant grâce aux appels à projets, ces dernières font face à des problèmes de délais entre l'attribution des subventions et la mise en place des projets.

L'association A' ne disposant pas de subvention de fonctionnement, ses activités sont mises en place notamment grâce aux différents appels à projets auxquels elle répond. En 2014-2015, le changement d'équipe de l'association a conduit à la suppression du poste de coordination des projets. L'association s'est retrouvée démunie en termes de ressources financières et humaines. Cette situation a amené à la suppression des actions liées à l'accompagnement à la scolarité, actions qui étaient l'un des principaux cœurs de métier de l'association. Lors d'une réunion institutionnelle avec différents acteurs[103], la responsable de l'association A', a émis comme

[103] Lors d'un deuxième entretien avec la responsable de l'association A', une liste des différents acteurs présents m'a été transmise. Il s'agit entre autres : de la CAF, de l'ARS, un représentant de la CGET (Commissariat Général à l'Égalité des Territoires), un représentant de la ville, un représentant de la maison de prévention santé et trois élus (l'élu de secteur, l'élu démocratie locale et l'élu politique de la ville).

probabilité, la fermeture du secteur accompagnement à la scolarité dans l'objectif de sauver l'association.

> « [...] *Alors j'explique qu'on n'a pas les financements, on me dit :*
> *- beh peut-être qu'on peut demander à telle structure de venir intervenir dans tes locaux*
> *- C'est-à-dire que tu vas aller payer quelqu'un, je viens de te dire qu'on n'a pas les sous* [...] *tu vas payer quelqu'un pour qu'il vienne ici, moi je vais lui ouvrir la porte, je vais la refermer et je vais m'assoir pour le regarder. Alors voilà donc du coup tu repars sur les* [inaudible] *de bilans de machin voilà tout ce que tu fais, l'action est faite hein, nous du coup comme on a moins de moyens, la priorité c'est de faire l'action, qu'on cadre, qu'on puisse évaluer, et vu que tu es tout seul à le faire tu prends du retard, au lieu de prendre 2 mois de retard comme d'habitude, t'en prends 4, 5, 6, voilà, mais en même temps tu leur dis, là ce n'est plus possible, c'est compliqué avant, mais là c'est encore plus compliqué et la réponse qu'ils te donnent c'est un audit* [...] *sauf que ce qui va ressortir de l'audit, c'est ce qui est déjà ressorti des différents audits que j'ai eus, c'est-à-dire qu'il y a un manque de moyens financiers et qu'il faut aider autrement pour pouvoir développer et maintenir au moins un poste* [Rire nerveux] ».

Cet extrait révèle que l'association a déjà été en proie à des difficultés financières et de fonctionnement alors même que les besoins du territoire A, en termes d'accompagnement des jeunes, et d'actions en direction des femmes restent prégnants. Devant le risque de fermeture du volet accompagnement à la scolarité, les financeurs ont souhaité que l'association privilégie plutôt l'arrêt des actions des femmes relais, donc le projet de sensibilisation au DOCS.

Avec l'émergence de nouvelles formes d'évaluation des politiques publiques, l'association a également l'obligation de rechercher et de présenter, pour un même projet, les demandes de financement complémentaire effectuées auprès d'autres partenaires, afin d'éviter tout risque de « surfinancement ». L'argument du « surfinancement » a été invoqué lorsque l'association a sollicité un financement pour un projet de santé destiné aux jeunes. Les financeurs ont refusé la demande, justifiant leur décision par le fait que l'association bénéficiait déjà d'un financement pour un programme d'accompagnement à la scolarité. Ainsi, la question du « surfinancement » vaudrait également pour des projets connexes. En d'autres termes, si une association reçoit un financement pour un projet donné, les financeurs peuvent considérer que d'autres projets connexes, même s'ils ont des finalités différentes, ne devraient pas bénéficier de financements supplémentaires, sous prétexte que l'association est déjà soutenue financièrement pour une action proche.

De manière générale, le budget prévisionnel demandé par toute association auprès de ses financeurs n'est jamais accepté. Il revient aux associations de trouver d'autres sources de financement ou de rogner sur d'autres dépenses afin d'atteindre les objectifs souhaités. Bacqué et Mechmache (2014) dans leur rapport soulignent que :

> « *Dans les Quartiers politiques de la ville (QPV), les financements de l'ACSé, quand il s'agit de financements de projets locaux, nécessitent l'accord des élus locaux et du préfet (sous-préfet en charge de la politique de la ville ou préfet délégué à l'égalité des chances), selon des critères qui ne sont pas toujours explicites ni transparents* ».

Selon leur rapport, l'attribution de certaines subventions reste assez opaque et réduit considérablement de ce fait, la marge de manœuvre des plus petites associations.

> « [...] *Tu réponds à un appel à projets, mais on est plus sur un appel d'offres vu comment il est construit, et du coup on t'interpelle toujours en tant que partenaire, ou soi-disant partenaire et finalement tu es prestataire dans les faits, et que si tu dois être prestataire, moi je ne suis pas contre le fait d'être prestataire, mais à ce moment-là qu'on nous paye vraiment comme un*

> *prestataire. Et là, ça fait des années que c'est en train de devenir comme ça au niveau du contrat de ville, au niveau des différentes institutions, mais on n'est pas capables nous associations, de nous positionner, parce que celui qui a un beau sourire de madame la maire et beh il va se dire je suis bien vu, sauf qu'eux, ils regardent leur calendrier électoral et c'est tout, on est que sur du calendrier électoral, on n'est pas sur de la projection, mais toi on te demande d'être sur de la projection, on te demande d'être schizophrène parce que tu dois être sur de la projection en ayant des moyens plus que limités. Tu n'as même pas de vision à plus de 6 mois, mais tu dois projeter, projeter des gens dans leur avenir. Du coup c'est un peu compliqué* […] » (Responsable association A').

Ce manque de ressources aboutit à la réduction du champ d'action des associations, mais également à la fermeture de celles qui n'arrivent pas à trouver des stratégies efficaces pour exister.

En raison de ses autres domaines d'intervention, tels que l'accompagnement à la scolarité, l'association A', suit le rythme de l'année scolaire. Ainsi, ses subventions devraient idéalement lui être attribuées en début d'année scolaire. Cependant, ses partenaires financiers fonctionnant selon l'année civile, les subventions accordées ne correspondent pas toujours à cette temporalité, ce qui entraine des décalages dans la mise en œuvre des actions. Cette inadéquation entre la mise en place des actions et la réception des financements, crée un dysfonctionnement de la structure. Cette incompatibilité entre le temps des associations et celui des institutions bénéficie bien souvent à ces dernières qui arrivent à exploiter ce décalage :

> « […] *entre ça et le moment de la réponse, nous, on démarre parce qu'on est plutôt centré sur l'aspect pédagogique et du coup c'est à double tranchant parce que quand on n'a pas* [sous-entendu les financements] *au milieu d'année on réajuste en fonction de ce qu'il y a, mais du coup l'action est faite, mais après ce n'est*

pas grave [l'association A'] *ils vont refaire la même chose* » (La responsable de l'association A').

L'association doit donc s'adapter continuellement afin de tenir ses objectifs. Le plus grand financeur de l'association reste l'ARS à hauteur de 6 000 euros. Quant à la ville, elle a octroyé une enveloppe de 11 000 euros pour l'ensemble des actions de l'association sur l'année 2014. Ces sommes seraient loin de répondre aux besoins de fonctionnement de l'association.

Face aux difficultés de financement et de suivi de projet, l'année 2016 devrait être une année de transition pour un éventuel abandon du projet porté par le groupe des femmes relais. Mais, jusqu'à présent, le groupe continue à mener des actions dans le cadre de la sensibilisation au DOCS sur le territoire A.

Les P3s ont une idée précise de leur place sur l'échiquier de la lutte contre le cancer du sein et de la réduction des inégalités. Elles savent qu'elles sont en première ligne de toutes les campagnes de prévention, et constituent de ce fait, un fort vivier de ressources humaines pour les organismes gestionnaires, qui s'appuient subséquemment sur leurs expertises afin de toucher les populations cibles. Contrairement à certaines institutions qui semblent avoir du mal à reconnaitre leur travail, d'autres institutions comme l'école leur reconnaissent leur rôle. Sur le territoire A, la stratégie mise en place par l'association A' fait référence dans les cours au collège du territoire[104] pour illustrer les nouvelles pratiques solidaires et innovantes.

La démarche menée par l'association A' dans le cadre de la promotion du dépistage organisé du cancer du sein, devait servir de base à l'Ireps de la région grâce au soutien financier de l'ARS, pour une modélisation à divers niveaux territoriaux.

---

[104] Le collège fait également partie des principaux partenaires de l'association dans le cadre du projet de sensibilisation au DOCS. Cela peut également être vu comme un échange de bon procédé.

Ainsi, le concept de P3s, tiré de ma confrontation avec le terrain a révélé les différentes confrontations et tensions qu'il existe entre les P3s, détentrices d'une certaine légitimité, et les organismes gestionnaires qui recherchent une certaine efficience des actions des P3s.

Conclusion

Il ressort de cet ouvrage que quelles que soient les thématiques qu'abordent les P3S, elles tournent toutes autour des logiques de participation et d'empowerment. Il s'agit de donner du pouvoir et « d'éduquer » les populations cibles des territoires à une intégration des normes. La conduite de ces éducations se fait sur le terrain des savoirs profanes (Simonet & Lochard, 2009), c'est-à-dire fondés sur l'expérience personnelle et associative. Il s'agit de (re)donner du pouvoir par le biais de partage d'informations et de connaissances sur les maladies chroniques, afin de permettre aux populations d'être actrices de leur santé et ainsi se prémunir contre le risque de maladie (Ferrand Bechmann, 2014, p. 17). Ainsi, de toute évidence, le système de santé publique en France s'appuie sur les compétences des associations et des femmes relais qui se trouvent être les principaux leviers pour la mise en place d'actions, d'accompagnements et de structurations des politiques de santé auprès des habitants.

Outre le fait que les associations (sous-systèmes) soient tributaires des aides publiques - et pour cause puisque leur budget de fonctionnement est composé pour la moitié d'aides publiques - elles perdent leurs capacités à développer leurs propres projets, et se retrouvent à n'être que l'instrument d'action des politiques locales. Les relations qui découlent des rapports entre associations et collectivités territoriales ont pour conséquence une vision dualiste, contradictoire. D'un côté les associations sont pessimistes quant aux différentes menaces qui planent sur leur existence, et d'un autre côté, elles sont nourries d'espoir d'un changement qui appréhenderait mieux leurs attentes (Abrioux, 2010)[105]. Les logiques d'action des uns (associations) entreraient ainsi en confrontation avec les logiques gestionnaires des autres (institutions).

---

[105] Il s'agit du colloque intitulé « les relations *entre associations et collectivités : vers quel avenir ?* » organisé le 27 mai 2010 par le Laboratoire Collectivités Territoriales de l'université d'Orléans sous la présidence du directeur du laboratoire, le professeur François Priet.

L'approche ethnosociologique du récit de vie (Bertaux, 2016) des femmes relais a permis de restituer les pans de leur vie qui les ont conduites à s'engager dans la lutte contre le cancer, révélant ainsi les différentes motivations de leur engagement. La sociologie dans ces cas est « *fondamentalement utile quand elle montre ce qu'on ignorait, quand elle révèle des mécanismes cachés, quand elle dévoile des morceaux de réalités* » (Dubet, 2011, p. 48).

La crise[106] de la covid-19 qui a secoué le monde entier il y a quelques années a mis en exergue d'autres Petits soldats du socio-sanitaire : il s'agit prioritairement du corps médical composé des médecins, infirmier(e)s, aides-soignant(e)s qui étaient en première ligne pour contrer l'épidémie. À ce corps médical, il conviendrait d'ajouter les employés du secteur alimentaire, de la distribution, de la logistique et d'autres encore. Ainsi, durant cette crise sanitaire, le monde a découvert les métiers considérés comme indispensables à la survie des nations. En France, ces métiers identifiés comme tels, devaient d'une part, permettre la survie des populations par le biais d'approvisionnement de stock alimentaire et de continuité de services essentiels, et d'autre part, par un effet de domino, faciliter le travail du corps médical qui, à son corps défendant, est le seul disposant de compétences indispensables aux soins.

Toutes ces personnes qui entrent dans ce processus de survie de la nation peuvent également être qualifiées de P3s de manière conjoncturelle dans le sens où, elles n'ont pas hésité à mettre en jeu leur vie pour sauver celle des autres. La mise en jeu de leur vie s'est traduite par leur exposition à la maladie malgré l'absence de masques de protection contre le virus. J'ai mis en parallèle les événements de la pandémie de la Covid-19 avec la réalité des P3s abordée dans cet ouvrage, car cela révèle un prolongement du concept de P3s.

---

[106] À partir de janvier février 2020 en ce qui concerne la France.

Lors de l'épisode de la Covid-19, c'est le discours étatique, qui, en se substituant à l'engagement bénévole, condition indispensable au statut de P3s, a conféré ce statut P3s aux différents métiers liés à la survie de la nation. Certes, ces métiers mis en avant durant la crise sanitaire ne pouvaient être qualifiés de P3s dans la mesure où les critères que j'ai définis comme étant indispensables à la qualification de P3s n'étaient pas respectés. En effet, il n'était pas question de bénévolat, ni au premier abord de difficultés financières[107] pour la tenue de leurs missions d'intérêt public. Mais lorsqu'on fait fi du caractère bénévole indispensable à cette appellation, on se rend compte que la grande majorité des métiers exposés durant cette crise (et qui sont sous-payés) peuvent être qualifiés d'indispensables à la survie de la nation. C'est aussi cette réalité qui s'est révélée au grand jour lors de cette crise sanitaire. Si la grande distribution, constituée en sa base des caissier(e)s, chauffeurs-livreurs, si les infirmiers, aides-soignants, les agents de déchetterie, en somme ceux qui *nourrissent et prennent soin* des Français, avaient déposé les armes au début de l'épidémie, la France serait toujours en train de compter ses morts. Ces différents chainons de la société ont constitué les premiers fronts, et sinon les seuls à faire face de plein fouet à l'épidémie.

Tout au long de cet ouvrage, nous avons vu que les femmes relais et les petites associations de proximité (nos P3s), sont celles qui sont au premier front dans la mise en place des politiques de santé publique, et en l'occurrence dans la lutte contre le cancer du sein. Elles œuvrent dans le champ de la prévention, de la sensibilisation, de l'éducation et de la promotion pour la santé. Éluder leur existence et leur

---

[107] Tous les métiers ou toutes les fonctions à des degrés divers peuvent faire face à des difficultés financières pour la mise en place de leur mission. Cependant en ce qui concerne le corps médical, beaucoup de salariés en l'occurrence les médecins généraux et médecins spécialistes font partie des CSP+ à l'exception de ceux situés en bas de l'échelle (infirmier(e)s, aides-soignants, etc.). L'épisode des gilets jaunes a révélé qu'une grande partie de la population qui disposait d'un travail rémunéré rencontrait des difficultés pour faire face aux différents besoins vitaux.

engagement serait courir le risque de « *déposer les armes* » face aux problématiques de santé publique.

Outre les différences liées aux statuts même des P3s analysées dans cet ouvrage, les nouveaux P3s de la crise de la covid-19 arrivent à faire entendre leurs voix, leurs revendications, contrairement aux autres. Cette capacité à porter leurs revendications au plus haut sommet trouve sa justification dans la situation épidémique exceptionnelle qu'a vécue le monde. En effet, grâce à l'épidémie, le corps médical et les métiers considérés comme indispensables pour la survie de la nation ont su se faire entendre et former un consensus national autour de leur nécessité, ce qui n'est pas le cas des femmes relais et associations rencontrées dans le cadre de cette recherche. Ces bras armés du pouvoir, bien qu'utilisés comme instruments politiques, n'ont pas (encore) su faire reconnaitre leur légitimité par le biopouvoir.

Comment faire changer de paradigme aux organismes gestionnaires pour une prise de conscience de l'apport des P3s dans la lutte contre les différentes inégalités sociales et territoriales de santé (Ists) ? Le biopouvoir doit-il revoir sa conception des différentes politiques de santé ? Quelle véritable place pour les communautés dans cet échiquier sociétal ? Qu'en est-il du rôle de la sociologie ?

La réponse à ces différentes interrogations n'est pas évidente. Seule une réflexion approfondie au désir de société peut nous y tendre.

Postface

L'ouvrage de Olatoyé Kotchikpa traite de la sensibilisation pour le dépistage du cancer du sein. C'est un livre qui s'inscrit dans l'axe de la prévention et du dépistage, et qui expose l'organisation d'une politique de santé publique reposant sur un dispositif de dépistage organisé en direction d'une population cible : les femmes de 50 à 74 ans.

Comme le souligne l'auteur : « le cancer du sein est très répandu chez les femmes puisque, près d'une femme sur sept pourrait être concernée au cours de sa vie ». Diagnostiquer très tôt, il est guérissable dans plus de 98 % des cas. Mais comment faire un diagnostic sans crainte ?

Des débats agitent le monde scientifique en ce qui concerne le dépistage souligne Olatoyé Kotchikpa, puisque « *deux camps constitués de pro-dépistage et d'anti-dépistage se confrontent à la faveur d'études scientifiques ainsi que de leurs expériences professionnelles* ». Se faire dépister n'est jamais anodin, parce qu'instille « une série d'émotions auprès des populations », ayant diverses raisons de ne pas le faire, notamment les «*faux positifs* » et les «*faux négatifs* ». En effet, le test du dépistage pourrait être positif alors que les examens complémentaires démontreront l'absence de lésions suspectes. Pour cela des examens complémentaires peuvent s'imposer afin d'invalider le premier diagnostic, amenant le sujet à vivre dans la, peur. Dans cet ouvrage l'auteur montre que le dépistage n'est pas facile parce qu'une série de difficultés constituent des freins limitant l'accès au dépistage du cancer du sein chez beaucoup de femmes.

Les premiers freins liés au dépistage du cancer du sein seraient la peur de la maladie et de la mort, mais on peut ajouter, les facteurs culturels, intellectuels et institutionnels qui produiraient à en croire l'auteur d'autres peurs. Il montre le dilemme auquel sont confrontées les femmes dans le processus conduisant à la prévention contre le cancer du sein.

C'est un ouvrage qui traite des questions du biopouvoir et de la gestion des corps, suivi du contrôle des corps des femmes. Olatoyé Kotchikpa y développe le contrôle des corps des femmes du point de vue de la médecine, il s'intéresse également aux inégalités territoriales de santé considérées comme l'une des causes de non-recours aux soins, voire la conséquence d'une inégale répartition de l'offre des soins selon les territoires. Tout cela a d'ailleurs été confirmé par son terrain d'enquête, qui est classé parmi les régions les moins dotées en médecins et surtout en spécialistes.

Il s'intéresse également au travail des associations de proximité qui ont une double casquette : médiateur et opérateur et tente de montrer les différentes logiques d'action qu'elles mettent en place. Ce qui est intéressant dans cet ouvrage, est que son auteur essaie de comprendre, d'analyser à partir d'observations de terrains, d'entretiens, etc. les différentes stratégies mises en place par des acteurs de terrain pour répondre à un problème de santé publique. On y voit la place de ce qu'il appelle « les parapouvoirs », dans l'architecture des politiques publiques, jouant un rôle de médiation entre les populations en direction desquelles les actions sont conduites et les institutions qui identifient les stratégies. Les analyses produites par Olatoyé Kotchikpa sont assez judicieuses, parce que ces associations deviennent des instruments des politiques publiques jusqu'à suppléer la faiblesse de la santé publique. Ces acteurs qualifiés « des petits soldats du socio- sanitaires » sont en fait perçus comme des régulateurs de la société grâce à leur mission d'engagement et d'accompagnement des populations vers la norme sanitaire.

Dans cet ouvrage Olatoyé Kotchikpa présente et analyse les différentes logiques d'action des structures, qui participent à la sensibilisation du dépistage organisé du cancer. Dans un de sections portant sur l'héritage communautaire de la région, l'auteur y présente la théorie de la logique communautaire en s'appuyant sur le concept de participation et d'empowerment.

La part consacrée aux femmes relais est très importante. Il montre comment les femmes relais sont devenues « les leviers d'actions des institutions pour la mise en place des politiques publiques » et on voit comment les associations des femmes relais occupent le terrain de l'accompagnement social.

Un point qui a son importance concerne les logiques d'actions mobilisées par les associations des enquêtées. Il y présente la mise en place des projets d'associations dont l'objectif déclaré est la sensibilisation du dépistage organisé du cancer du sein, en essayant de rendre la population locale actrice de leur santé. Il y montre également les différentes stratégies des associations : non seulement l'auteur raconte la mise en place des actions, mais on y voit aussi les anciennes malades s'impliquer dans les associations, ainsi que les pratiques de ces associations dans leur processus d'accompagnement social.

Enfin, la section concernant l'engagement associatif des P3S, révèle les difficultés de gestion des P3S, l'incompatibilité d'humeur des uns et des autres, les manques de ressources humaines et financières, leur implication, qui s'inscrit dans une sorte de « don », c'est une section très intéressante parce qu'on y voit de l'humanité et le véritable engagement de ces femmes.

Pour conclure, Olatoyé Kotchikpa nous livre une véritable recherche en travail social, où on voit son implication du point de vue empirique. C'est un ouvrage sensible traitant d'un sujet central dans nos sociétés contemporaines et qui ouvre de belles perspectives sur un sujet crucial de santé publique.

Emmanuel JOVELIN
Professeur au Conservatoire Nationale des Arts et Métiers (CNAM)
Titulaire de la chaire de Travail Social et de l'Intervention Sociale
Membre du Laboratoire FOAP

Bibliographie

-ABRIOUX Florence, « Les relations entre associations et collectivités : vers quel avenir ? Introduction », *Management et avenir*, n°40, 2010, p. 186-204.

-AFFELTRANGER Bastien et al., « Universalisme proportionné : vers une “ égalité ” réelle de la prévention en France », *Santé publique*, HS1 S1, 2018, p. 13-24.

-AGENCE NATIONALE D'ACCRÉDITATION ET D'ÉVALUATION EN SANTÉ (ANAES), *Dépistage du cancer du sein par mammographie : Évaluation de la méta-analyse de Gotzsche et Olsen*, Service évaluation des technologies, 2002.

-AÏACH Pierre, *Les inégalités sociales de santé : écrits,* Paris, Economica, 2010.

-AÏACH Pierre, « Le cancer au cœur des inégalités sociales de santé : Quelles politiques imaginer ? » in NIEWIADOMSKI Christophe et al., *Lutter contre les inégalités sociales de santé*, Rennes, Presses de l'EHESP, 2008, p.71-193.

-AÏACH Pierre, « Les inégalités sociales de santé et leurs déterminants » In HALPERN Catherine, *La santé*, Éditions Sciences humaines, 2010, p.167-178.

-ALLORY Emmanuel et al., « Les attentes d'usagers d'un quartier prioritaire en termes de santé : Une enquête qualitative », *Santé publique*, n°29, 2017, p. 535-545.

-ASTIER Isabelle, *Les nouvelles règles du social*, Paris, PUF, 2007.

-ASTIER Isabelle, « Du récit privé au récit civil : la construction d'une nouvelle dignité ? », *Lien social et Politiques,* n°34, 1995, p. 121-130.

-ASTIER Isabelle, « Les transformations de la relation d'aide dans l'intervention sociale », *Informations sociales*, n°152, 2009, p. 52-58.

-BACQUÉ Marie-Hélène et BIEWENER Carole, « L'empowerment un nouveau vocabulaire pour parler de participation ? », *Idées économiques et sociales*, n°173, 2013, p. 25 à 32.

-BACQUÉ Marie-Hélène et MECHMACHE Mohamed, *Citoyenneté et pouvoir d'agir dans les quartiers populaires :*

pour une réforme radicale de la politique de la ville, Rapport au ministre délégué de la ville, juillet 2013, Paris, Les Éditions du CGET, 2014.
-BAGUET, Patrick et al, *Formation des personnes relais dans le cadre du dépistage organisé du cancer du sein sur les territoires prioritaires de la politique de la ville*, Rapport final, ODLC / ODENORE / La METRO, Collection Étude n° 39, novembre 2011, 91 p.
-BARBIER Géneviève et FARRACHI Armand, *La société cancérigène : lutte-t-on vraiment contre le cancer ?, Paris,* La Martinière, 2004.
-BATAILLE Philippe, « Corriger ou éviter les inégalités de santé : les malades du cancer et leur recherche de paradigme » in NIEWIADOMSKI Christophe *et al., Lutter contre les inégalités sociales de santé*, Rennes, Presses de l'EHESP, p. 29-41.
-BEAUSSIER Anne-Laure, « Les associations de patients aux États-Unis : un contre-pouvoir *?* », *Les tribunes de la santé,* n°52, 2016, p. 81-88.
-BECKER Howard S., *Les ficelles du métier*, Paris, La Découverte, 2002.
-BERTAUX Daniel, *Les récits de vie*, Paris, Nathan, 1997.
-BERTAUX Daniel, *Le récit de vie*, Paris, Armand Colin (4ème édition), 2016.
-BERTAUX Daniel, *L'enquête et ses méthodes : le récit de vie*, Paris, Armand Colin (3ème édition), 2010.
-BERTOLOTTO Fernando et al., « Facteurs sociaux de l'absence de participation aux campagnes de dépistage organisé du cancer du sein », *Bulletin épidémiologique hebdomadaire*, n°4, 2003.
-BIDART Claire, « Bifurcations biographiques et ingrédients de l'action » In Grossetti et al, *Bifurcations,* Paris, La Découverte, 2009.
-BIDART Claire, « Crises, décisions et temporalités autour des bifurcations biographiques », *Cahiers internationaux de sociologie*, n°120, 2006, p. 29-57.

-BLANCHARD Marie-Madeleine, et al., *Femmes-relais : Quelle place dans l'intervention sociale ?* Rencontre de Profession Banlieue, 16 novembre 1999, Saint-Denis, en collaboration avec l'Institut régional de travail social (IRTS) de Paris et l'Arifa, 2000.
-BLOY Géraldine, « Échec des messages préventifs et gouvernement des conduites en médecine générale », *Sciences sociales et santé*, Vol. 33, 2015, p. 41-66.
-BLOY Géraldine et al., Quand les médecins libéraux participent à une politique publique sans toujours s'y impliquer : les généralistes et le dépistage organisé des cancers. In MEIDANI Anastasia et al., *La santé : du public à l'intime*, Rennes, Presses de l'EHESP, 2015.
-BOBINEAU Olivier, *Les formes élémentaires de l'engagement : une anthropologie du sens*, Éditions du Temps Présent, 2010.
-BOISSONNAT Vincent, « Fausses évidences et vrais dilemmes en santé publique : le dépistage radiologique des cancers du sein », *Santé publique,* n°16, 2004, p. 9-20.
-BOSSY Thibault et BRIATTE François, « Les formes contemporaines de la biopolitique », *Revue internationale de politique comparée*, n°2/4, Vol. 18, 2011, p. 7-12.
-BRETON Éric, La réduction des inégalités sociales de santé passe par des actions en faveur des plus vulnérables, In RIDDE Valéry et al., *30 idées reçues en santé mondiale*, Rennes, Presses de l'EHESP, 2015, p. 97-102.
-BRODIEZ Axelle, *Militants, bénévoles, affiliés, affranchis, ...: l'applicabilité historique de travaux sociologiques. Les bénévoles et leurs associations. Autres réalités, autre sociologie ?*, Paris, L'Harmattan, 2004, p. 279-291.
-CAILLÉ Alain, *Anthropologie du don*, Paris, La Découverte, 2007.
-CAILLÉ Alain. *Don, intérêt et désintéressement : Bourdieu, Mauss, Platon et quelques autres*, Paris, Éditions Le Bord de l'Eau, 2014.
-CAMBON Linda et al., « Expérimentation d'une démarche participante sur le dépistage des cancers auprès de femmes en situation de précarité ». *Santé publique,* n°6, Vol 19, 2007, p. 513-523.

-CARDE Estelle, « De l'étranger au minoritaire, de la « métropole » à la Guyane : les discriminations dans l'accès aux soins », *Migrations société*, n°149, 2001, p. 35-50.
-CAVALI Stefano, « Modèle de parcours de vie et individualisation », *Gérontologie et société,* Vol. 30, n°123, 2007, p. 55 à 69.
-CAVALI Stefano, *Trajectoires de la vie dans la grande vieillesse : rester chez soi ou s'installer en établissement médico-social* ?, Thèse de doctorat de sociologie, Université de Genève, 2008.
-CHAXEL Sophie et al., « Les récits de vie : outils pour la compréhension et catalyseurs pour l'action », *Interrogations ?*, n°17, 2014.
-CHEBILI Saïd, « Corps et politique : Foucault et Agamben », *L'information psychiatrique*, Vol. 85, n°1, 2009, p. 63-68.
-CLAVIER Carole, « Les élus locaux et la santé : des enjeux politiques territoriaux », *Sciences sociales et santé*, Vol. 27, n°2, 2009, p. 47-74.
-COHEN-EMERIQUE Margalit, « La négociation interculturelle, phase essentielle de l'intégration des migrants » *Hommes et Migrations*, n°1208, Juillet-août 1997. *Médiations en tout genre*, p. 9-23.
-COHEN-ÉMERIQUE Margalit et FAYMAN Sonia, *La médiation sociale et culturelle. Enseignements de dix ans de pratique associative*, ACT Consultants, Femmes inter-associations, FASILD, 2004.
-CONSEIL NATIONAL DE LA VIE ASSOCIATIVE « Nouvelles formes de l'engagement », *Agora débats/jeunesses*, n°31, 2003, p. 14-27.
-CORREIRA-PONCELET Virginie, « Un désespoir amoureux en attente de se dire : récit de vie d'une femme en rémission d'un cancer génital », *Cliniques méditerranéennes*, n°69, vol. 4, 2004, p. 159-174.
-CROZIER Michel et FRIEDBERG Erhard, *L'acteur et le système, les contraintes de l'action collective*, Paris, Le Seuil, 1977.
-CUNHA Maria, « Le travail de médiation dans les quartiers populaires : regards des institutions », *Profession Banlieue*, 1998.

-DEMOUSTIER Danièle, « Les associations et leurs partenaires publics, anciens enjeux, nouvelles attentes », *Informations sociales*, n°121, 2005, p. 120-131.
-DERBEZ Benjamin et ROLLIN Zoé, *Sociologie du cancer*, Paris, La Découverte, 2016.
-DUBET François, *L'expérience sociologique*, Paris, La Découverte, 2017.
-DUBET François. *Sociologie de l'expérience*, Paris : Le Seuil, 1994.
-DUBET François, *À quoi sert vraiment un sociologue* ?, Paris, Armand Colin, 2011.
-DUGUÉ Élisabeth et, MAUREL Élisabeth (Dir.), « Référentiel Femmes-Relais », *Profession Banlieue*, 2001.
-DUPORT Nicolas et al., « Facteurs d'adhésion au dépistage organisé du cancer du sein : Étude Fado-Sein France 2005 ». *Bulletin Épidémiologique Hebdomadaire*, n°44, 2008.
-DOZON Jean-Pierre et FASSIN Didier (Dir.), *Critique de la santé publique, une approche anthropologique*, Paris, Éditions Balland, 2001.
-FASSIN Didier, *L'espace politique de la santé, essai de généalogie*, Paris, PUF, 1996.
-FASSIN Didier, *Faire de la santé publique*, Rennes, Presses de l'EHESP, 2008.
-FASSIN Didier et al., *Juger, réprimer, accompagner : essaie sur la morale de l'État*, Paris, Le Seuil, 2013.
-FAVIER Carine, « Les combats féministes dans le champ de la santé », *Les tribunes de la santé*, n°44, 2014, p. 25-34.
-FERRAND-BECHMANN Dan. « Le bénévolat, entre travail et engagement Les relations entre salariés et bénévoles. » *VST - Vie sociale et traitements,* 2011/1, n° 109, p.22-29.
-FERRAND-BECHMANN Dan, *Le bénévolat au bénévole inconnu !*, Paris, Juris édition, 2014.
-FISCHER Gustave-Nicolas, *Psychologie du cancer, un autre regard sur la maladie et la guérison*, Paris, Odile Jacob, 2013.
-FOUCAULT Michel, *Naissance de la biopolitique. Cours au collège de France. 1978-1979*, Paris, Le Seuil, 2004.
-FRANCE Bénévolat, *l'engagement bénévole des séniors : une implication réfléchie !*, janvier 2015.

-FRANCE Bénévolat, *L'évolution de l'engagement bénévole associatif en France de 2010 à 2016*, 2017.
-GERBIER-AUBLANC Marjorie, *Du care à l'agency. L'engagement associatif des femmes d'Afrique Subsaharienne dans la lutte contre le VIH/sida en France*, Thèse doctorat de Sociologie, Université Paris Descartes, 2016.
-GHADI Véronique et NAIDITCH Michka, « Comment construire la légitimité de la participation des usagers à des problèmes de santé », *Santé publique*, Vol. 18, 2006, p.171-186.
-GRIMALDI André, « Les différents habits de l'"expert profane" », *Les tribunes de la santé*, n°27, 2010, p. 91-100.
-GROS Frédéric, « Michel Foucault, pouvoir et corps dans surveiller et punir », *Sociétés et représentation*, n°2, 1996, p. 231- 232.
-GROSSETTI Michel, *Sociologie de l'imprévisibilité : Dynamiques de l'activité et des formes sociales,* Paris, PUF, 2004.
-GROSSETTI Michel. L'imprévisibilité dans les parcours sociaux, *Cahiers internationaux de sociologie*. 2006, n°120, pages 5 à 28.
-GROSSETTI et al., *Les sciences sociales face aux ruptures et à l'événement*, Paris, La Découverte, 2009.
-GROSSETTI Michel, « L'imprévisibilité et irréversibilités : les composantes des bifurcations » In GROSSETTI Michel et al, *Bifurcations*, Paris, La Découverte, 2009, p. 147-159.
-GUILLEMARD Anne-Marie, « Le vieillissement actif : enjeux, obstacles, limites. Une perspective internationale », *Retraite et société*, n°65, 2013, p. 17-38.
-HAMARAT Natasia, « Travail de construction de soi dans les trajectoires d'engagement : l'exemple d'une association de malades atteintes d'un cancer du sein » in DERBEZ B. et al., La dynamique sociale des subjectivités en cancérologie, Toulouse, Éres, 2016, p. 101-114.
-HAUTE AUTORITÉ DE SANTÉ (HAS). *La participation au dépistage du cancer du sein chez les femmes de 50 à 74 ans en France : Situation actuelle et perspectives d'évolution*, Service documentation et information des publics, 2011.
-HAUT COMITÉ DE LA SANTÉ PUBLIQUE (HCSP), *La santé des Français*, Paris, La Découverte, 1995.

-HAVARD-DUCLOS Bénédicte et NICOURD Sandrine, « Le bénévolat n'est pas le résultat d'une volonté individuelle », *Pensée plurielle*, n°9, 2005, p. 61-73.
-HEINEN Jacqueline et PORTET Stéphane, « Droits reproductifs en Pologne : la peur des politiciens face à la morgue de l'église », *Les cahiers du genre*, HS n°3, 2012, p. 139-160.
-HÉLARDOT Valentine, « Parcours professionnels et histoires de santé : une analyse sous l'angle des bifurcations », *Cahiers internationaux de sociologie*, n°120, 2006, p. 59-83.
-HÉLARDOT Valentine, « Vouloir ce qui arrive ? Les bifurcations biographiques entre logiques structurelles et choix individuel » in GROSSETI Michael et al., *Bifurcations*, Paris, La Découverte. 2009, p. 160-167.
-HÉLY Matthieu, *Les métamorphoses du monde associatif*, Paris, PUF, 2009.
-HÉLY Matthieu, « Le travail salarié associatif est-il une variable d'ajustement des politiques publiques ? », *Informations sociales*, n°172, 2012, p. 34-42.
-HÉRAN François, « Au cœur du réseau associatif : les multi-adhérents », *Économie et statistique*, n°208, 1988, p. 33-44.
-JACQUES Béatrice et PENCHAUD Anne-Laurence, « Les effets de la politique du dépistage organisé du cancer du sein sur l'expérience du travail mammographique des radiologues », *Revue française des affaires sociales*, n°2, 2011, p. 210- 225.
-JUSOT Florence et GOLDZAHL Léontine, « Les déterminants du recours régulier au dépistage du cancer du sein en France », *Revue française d'économie*, Vol. 31, n°4, 2016, p. 109-152.
-KALECINSKI et al., « Dépistage organisé ou individuel du cancer du sein ? Attitudes et représentations des femmes », *Santé Publique*, Vol. 27, 2015, p. 213-220.
-LABORDE Caroline et al., « Trajectoires et événements marquants, comment dire sa vie ? : Une analyse des faits et des perceptions biographiques », *Population*, Vol. 63, n°3, 2007, p. 567-585.
-LAFORE Robert, « Le rôle des associations dans la mise en œuvre des politiques d'action sociale », *Informations sociales*, n°162, 2010, p. 64-71.

-LAFORE Robert. « L'association, simple opérateur des pouvoirs publics ? » in BATIFOULIER Francis, *Manuel de direction en action sociale et médico-sociale*, Paris, Dunod, 2014, p. 15-36.
-LAINÉ Alex, *Faire de sa vie une histoire : théorie et pratiques de l'histoire de vie en formation*, Paris, Desclée de Brouwer, 2004.
-LECORPS Philippe et PATURET Jean-Bernard, *Santé publique du biopouvoir à la démocratie,* Rennes, Éditions de l'ENSP, 1999.
-LECORPS Philippe, *Actes du colloque Comité des Yvelines d'éducation pour la santé*, Versailles, 1989.
-MADELIN Bénédicte, « Les femmes-relais : les "sans-papiers" du travail social », *VEI Enjeux,* n°124, 2001.
-MANCIAUX Michel et DESCHAMPS Jean-Pierre, *La santé de la mère et de l'enfant*, Paris, Flammarion, 1984.
-MASSÉ Raymond, « Les fondements éthiques et anthropologiques d'une participation du public en santé publique », *Éthique publique*, Vol. 7, n°2, 2005.
-MASSÉ Raymond, « Les sciences sociales au défi de la santé publique », *Sciences sociales et santé*, Vol. 25, n°1, 2007, p. 5-23.
-MAUSS Marcel, *Essai sur le don : Forme et raison de l'échange dans les sociétés archaïques*, Paris, PUF, 2012 [1968].
-MEIDANI Anastasia et ALESSANDRIN Arnaud, « Cancer, territoires et discrimination : des zones rurales et quartiers prioritaires de la ville », *Santé publique*, Vol. 31, n°5, 2019, p. 693-702.
-MEMBRADO Monique, « Les femmes dans le champ de la santé : De l'oubli à la particularisation », *Nouvelles Questions Féministes*, Vol. 25, n°2, 2006, p. 16 à 31.
-MENORET Marie, *Les temps du cancer*, Paris, Éditions du CNRS, 1999.
-MÉNORET Marie, « Prévention du cancer du sein : cachez ce politique que je ne saurais voir », *Nouvelles Questions Féministes*, Vol. 25, n°2, 2006, p. 32 à 47.
-MÉNORET Marie, « Femmes sous contrôle : sociologie d'une détection précoce », in CARRACABURU Danièle et al.,

Risques et pratiques médicales, Rennes, Presses de l'EHESP, 2010, p. 203-214.
-MORELLE Aquilino et TABUTEAU Didier, *La Santé publique*, Paris, PUF (3ème édition), 2017.
-NESTOR Jean, *Un don doit-il être gratuit ?*, Rennes, Presses universitaires de Rennes, 2016.
-NICOURD Sandrine et HAVARD DUCLOS Bénédicte, *Pourquoi s'engager ? Bénévoles et militants dans les associations de solidarité,* Paris, Payot, 2005.
-OLSEN O, GOTZSCHE PC., *Systematic review of screening for breast cancer with mammography*. Kobenhavn (Denmark) : *The Nordic Cochrane Centre*, 2001.
-PEREIRA Charmaine et IBRAHIM Jibrin, « Le corps des femmes, terrain d'entente de l'islam et du christianisme au Nigéria », Les *Cahiers du genre*, HS, n°3, 2012.
-PLANTET Joël, « Comment les femmes-relais sont devenues indispensables aux quartiers difficiles », *Lien Social*, n°518, 2000.
-POIRIER Nicolas, « Bio-pouvoir : un concept incohérent et dangereux », *Les temps modernes*, n°640, 2006, p. 156-162.
-PINELL Patrice, *Naissance d'un fléau : histoire de la lutte contre le cancer en France : 1890-1940*, Paris, Éditions Métaillé, 1992.
-QUÉNIART Anne, « Prévention des risques et contrôle social : l'exemple de la maternité », *Déviance et société*, Vol. 13, n° 4, 1989, p. 327-337.
-RAPPAPORT Lydie et HASSAN Marie-Hélène, « Les femmes relais de l'ensemble "Clichy-Sous-Bois-Monfermeil" », *La clinique lacanienne*, Vol. 2, n°8, 2005, p. 159-172.
-RAUDE Jocelyn, « Les stratégies et discours de prévention publique : paradigmes et évolutions », *Communication et langages*, Vol. 2, n°176, 2013, p. 49-64.
-RAVENEAU Gilles, « Les deux corps du malade. Politiques du cancer, témoignage et asymétrie des savoirs », *Ethnologie française*, n°173, 2019, p. 183-193.
-SAINT-LAURENT, Anne. « Prévention globale, une originalité ou une habitude ? » *Gérontologie et société*, 2008/2 vol. 31, n°125, p.201-207.

-SARRADON-ECK Aline, « Pour une anthropologie clinique : saisir le sens de l'expérience du cancer » in BEN SOUSSAN Patrick , *Le cancer : approche psychodynamique chez l'adulte*, Toulouse, Éres, 2004, p. 31-45.
-SARADON-ECK Aline, « Le patient contemporain », *Cancers & psys*, n°4, 2019, p. 51-60.
-SERADOUR Brigitte, *Le dépistage du cancer du sein : un enjeu de santé publique*, Heidelberg, Springer, 2007.
-SIMONET Maud, « Le monde associatif : entre travail et engagement » in ALTER Norbert, *Sociologie du monde du travail*, Paris, PUF, 2012, p. 195-212.
-SIMONET Maud et LOCHARD Yves, « Les experts associatifs, entre savoirs profanes, militants et professionnels » in DEMAZIÈRE Didier et al., *Sociologie des groupes professionnels*, Paris, La Découverte, 2009, p. 274-284.
-SIMONET Maud, *Le travail bénévole Engagement citoyen ou travail gratuit ?*, La Dispute, 2010.
-SIRANYAN Valérie, « L'officine de pharmacie : un lieu d'accueil et d'accompagnement pour les mineurs », *Droits, santé et société*, n°5-6, 2017, p. 45-52.
-TABUTEAU Didier, « Éditorial », *Les tribunes de la santé*. 2014, p.3-5.
-THIAUDIÈRE Claude, *La prévention du SIDA et les usages sociaux de la jeunesse : le déclin de la promotion sociale*, Thèse de doctorat de Sociologie, Paris 8, 1994.
-THIAUDIÈRE Claude, S*ociologie du sida,* Paris, La Découverte, 2002.
-TONNELIER François et VIGNERON Emmanuel, *Géographie de la santé en France,* Paris, PUF, 1999.
-VIGNOUR Cécile, *La comparaison dans les sciences sociales, pratiques et méthodes*, Paris, La Découverte, 2005.
-VULBEAU Alain, « Contrepoint. Quand les « mères nourricières » alimentent la médiation » . *Informations sociales,* 2012/2 n° 170, p.89-89.
-WENNERSTRÖM Erik et al, *Médiation sociale et nouveaux modes de résolution des conflits de la vie quotidienne,* Paris, Éditions de la DIV, Délégation interministérielle à la ville, 2001.

-YALOM Marylin et al., *Le sein, une histoire*, Paris, Gallade Éditions, 2010.
-ZOLESIO Emmanuelle, « Anonymiser les enquêtés », *¿ Interrogations ?*, n°12, 2011.

Table des matières

Structures éditoriales du groupe L'Harmattan

L'Harmattan Italie
Via degli Artisti, 15
10124 Torino
harmattan.italia@gmail.com

L'Harmattan Hongrie
Kossuth l. u. 14-16.
1053 Budapest
harmattan@harmattan.hu

L'Harmattan Sénégal
10 VDN SICAP AMITIE 3
BP 45034 Dakar-Fann
direction@senharmattan.com

L'Harmattan Cameroun
Tsinga/Derrière polyclinique FECAFOOT
BP 11486 Yaoundé
Jacques.koukam@harmattan.fr

L'Harmattan Burkina Faso
Villa 281, secteur 23 623, rue 14.32
Ouagadougou
zagbie@outlook.fr

L'Harmattan Guinée
Almamya, rue KA 028 OKB Agency
BP 3470 Conakry
harmattanguinee@yahoo.fr

L'Harmattan RDC
185, avenue Nyangwe
Commune de Lingwala – Kinshasa
matangilamusadila@yahoo.fr

L'Harmattan Congo
219, avenue Nelson Mandela
BP 2874 Brazzaville
deunovmikhael@gmail.com

L'Harmattan Mali
Immeuble Mgr Jean Marie Cissé
Aci Hamadallaye
BP 145 Bamako
syllaka@yahoo.fr

L'Harmattan Togo
Djidjole – Maison Amela
face EPP BATOME
02 BP 20680 Lomé
didieramela11@gmail.com

L'Harmattan Côte d'Ivoire
Résidence Karl – Cité des Arts
Abidjan-Cocody
03 BP 1588 Abidjan
harmattan.ivoire@gmail.com

L'Harmattan Bénin
Rue 604, (Immeuble à l'entrée
de la rue UCAO- Cite de Saint-Jean)
Cotonou
stepcorpus@gmail.com

Nos librairies en France

Librairie internationale
16, rue des Écoles
75005 Paris
librairie.internationale@harmattan.fr
01 40 46 79 11
www.librairieharmattan.com

Librairie des savoirs
21, rue des Écoles
75005 Paris
librairie.sh@harmattan.fr
01 46 34 13 71
www.librairieharmattansh.com

www.ingramcontent.com/pod-product-compliance
Lightning Source LLC
LaVergne TN
LVHW021207061026
849535LV00008B/2619
* 9 7 8 2 3 3 6 5 3 2 8 4 4 *